北京市惠民医药卫生事业发展基金会 ◎ 组织编写

常见病中成药
临床合理使用丛书
骨伤科 分册

丛书主编◇张伯礼　高学敏

分册主编◇朱立国

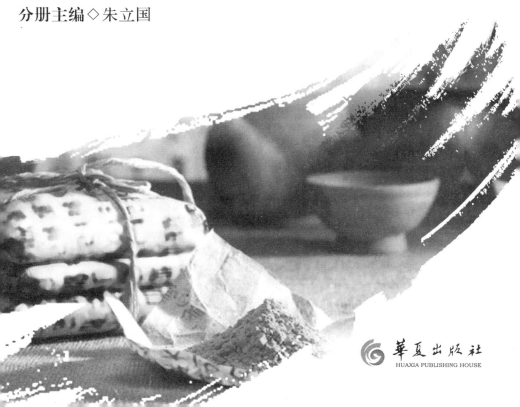

华夏出版社
HUAXIA PUBLISHING HOUSE

图书在版编目（CIP）数据

常见病中成药临床合理使用丛书. 骨伤科分册 / 张伯礼，高学敏主编；朱立国分册主编. —北京：华夏出版社，2015.10
ISBN 978-7-5080-8356-8

Ⅰ. ①常… Ⅱ. ①张… ②高… ③朱… Ⅲ. ①骨疾病－常见病－中成药－用药法 Ⅳ. ①R286

中国版本图书馆 CIP 数据核字(2014)第304359号

骨伤科分册

主　　编　朱立国
责任编辑　梁学超

出版发行　华夏出版社
经　　销　新华书店
印　　刷　三河市少明印务有限公司
装　　订　三河市少明印务有限公司
版　　次　2015 年 10 月北京第 1 版
　　　　　2015 年 10 月北京第 1 次印刷
开　　本　880×1230　1/32 开
印　　张　5.75
字　　数　129 千字
定　　价　23.00 元

华夏出版社　地址：北京市东直门外香河园北里 4 号　　邮编：100028
　　　　　　网址:www.hxph.com.cn　　电话：(010) 64663331（转）
若发现本版图书有印装质量问题，请与我社营销中心联系调换。

常见病中成药临床合理使用丛书
编委会名单

总　策　划　惠鲁生

主　　　编　张伯礼　高学敏

专家顾问（以姓氏笔画为序）

马　融	冯兴华	安效先	刘清泉
孙树椿	肖承悰	李曰庆	李书良
李乾构	李博鉴	林　兰	季绍良
陈淑长	姜　坤	姜良铎	聂莉芳
晁恩祥	钱　英	高建生	

编　　　委　钟赣生　张德芹　王　淳　王　茜
　　　　　　金　轶

《骨伤科分册》编委会名单

朱立国　主任医师，博士生导师，中国中医科学院望京医院院长，中国中医科学院首席研究员。兼任世界中医药学会联合会骨伤专业委员会副会长，中华中医药学会骨伤科分会常务副主任委员，中国康复医学会骨与关节及风湿病专业委员会常务委员等职务。20余年来，一直从事创伤、关节、脊柱等骨科临床、科研工作，擅长应用中西医疗法治疗脊柱疾病。近10年，作为课题负责人承担国家级课题12项，省部级课题4项，获得国家科技进步奖二等奖1项，省部级科技奖14项，获得专利7项，出版专著5部，发表论文62篇。

序

　　中医药作为我国重要的医疗卫生资源，与西医药优势互补，相互促进，共同维护和增进人民健康，已经成为中国特色医药卫生事业的重要特征和显著优势。中医药临床疗效确切、预防保健作用独特、治疗方式灵活多样、费用较为低廉，具有广泛的群众基础。基层是中医药服务的主阵地，也是中医药赖以生存发展的根基，切实提高城乡基层中医药服务能力和水平，有利于在深化医改中进一步发挥中医药作用，为人民群众提供更加优质的中医药服务。

　　近年来，北京市惠民医药卫生事业发展基金会致力于"合理使用中成药"公益宣传活动，继出版《中成药临床合理使用读本》、《常见病中成药合理使用百姓须知》之后，又出版《常见病中成药临床合理使用丛书》，旨在针对常见病、多发病，指导基层医务工作者正确使用中成药，并可供西医人员学习使用，以实现辨证用药、安全用药、合理用药。

　　相信该丛书的出版发行，有利于促进提升城乡基层中医药服务能力和水平，推动中医药更广泛地进乡村、进社会、进家庭，让中医药更好地为人民健康服务。

王国强

2014 年 2 月 20 日

中成药是中医药学的重要组成部分，它是在中医药理论指导下，以中药材为原料，按照规定的处方、生产工艺和质量标准生产的制剂。中成药具有现成可用，适应急需，存贮方便的优点，从而得到临床广泛应用。

为了配合推进国家医疗制度改革，深入贯彻国家基本药物制度，更好地促进国家基本药物的合理应用，北京市惠民医药卫生事业发展基金会基于"合理使用中成药"公益宣传活动项目，组织编写了《常见病中成药临床合理使用丛书》，该丛书是继《中成药临床合理使用读本》之后的又一力作。《骨伤科分册》选择中医骨伤科临床常见病、多发病，如骨关节炎、软组织损伤、腰椎间盘突出症、颈椎病等，以西医病名为纲、中医证候为目，详细介绍具体病种的中成药辨证论治规律和方法，很好地体现了辨病论治与辨证论治相结合的原则。既有传统中医理论的指导，又有现代应用研究的支持，为临床合理使用中成药提供了确切的依据。

中成药是中医药的重要组成部分，具有悠久的历史。中成药具有不需煎煮、可随身携带、使用方便等优点，在中医院和综合医院都得到广泛应用，广大患者也常常自行选购和服用。由于对中成药的药理、功效了解和掌握不足，造成了中成药的误用和滥用情况，甚至有不良事件发生，所以编写本丛书旨在提高医师和患者对中成药的合理应用水平。

本书以《国家基本药物目录》、《国家基本医疗保险、工伤保险和生育保险药品目录》及《中华人民共和国药典》的品种为依据，选择了中医骨伤科疗效确切的中成药，具有品种丰富、覆盖面广、兼顾临床常见的多种证型、疗效确切、副作用少、可改善症状或提高生命质量等特点。为便于全面掌握所选中成药的知识，该书详细介绍了各药的处方、功能与主治、用法与用量、注意事项、药理毒理、临床报道等内容，并附有常用中成药简表，条目清晰，查阅方便。

本书以临床实用为特点，以安全合理使用中成药为宗旨。针对当前70%的中成药为西医医师所开具的现状，主要面向西医医师和广大基层医务工作者，以西医病名为纲，密切结合临床，详述常见证型及中成药辨证选用规律，将大大提高广大医师学中医药、懂中医药、用中医药的能力。本书的出版将为促进中成药的合理使用、提升患者健康水平、推动中医药事业的发展做出新的贡献！

感谢各位编者，他们在繁忙的临床工作之余完成各自承担的编写工作。也感谢在本书编写过程中提供支持和帮助的学者及朋友。本书初版，时间仓促，编者能力和水平有限，难免有疏漏和欠妥之处，欢迎专家及广大读者提出宝贵意见。

朱立国　于　杰

2013 年 10 月

目录 Contents

1

骨关节炎

骨关节炎又称为退行性关节病、增生性骨关节炎，是一种以关节软骨面的退行性变和继发性的骨质增生为特征的慢性关节疾病。本病常见于中老年人，男性稍多于女性，好发于膝、髋、手指、腰椎、颈椎等关节。临床上主要表现为受累关节的疼痛、肿胀、晨僵、关节积液及骨性肥大，可伴有活动时的骨擦音、功能障碍或畸形。实验室检查多正常，伴有滑膜炎的患者可出现 C 反应蛋白和血沉轻度升高。X 线检查显示关节边缘有骨赘形成，关节间隙变窄，软骨上骨质有硬化和囊腔形成。

现代医学临床常根据病情酌情采用非甾体抗炎药、COX-2 抑制剂、肌肉松弛剂、阿片类镇痛药、氨基葡萄糖、曲马多等治疗，也可采用关节腔内注射皮质类固醇、透明质酸等疗法。本病经非手术治疗无效，可考虑进行手术治疗。

本病属于"骨痹"、"痹症"、"痿症"等范畴，是由肝肾不足、邪阻经络、气血瘀滞、筋骨失养所致的疾病。

一、中医病因病机分析及常见证型

本病病因虽多，但以肾虚为本，风、寒、湿、瘀为标。中医学认为，人过中年，肝肾渐亏，若不知持满，不慎护养，其肝肾虚损益甚；肝藏血主筋，维系骨骼，其伤则关节动摇不稳，屈伸不利；肾主骨生髓，肾虚则无髓养骨，若再负重劳力，关节倍受其伤；关节筋骨已伤，再被风寒湿邪浸淫，或过力劳伤，使经脉痹阻，气郁血滞，遂疼痛旷日持久，顽痹不愈。

临床上，骨关节炎常见的证型有肝肾亏虚证、风寒湿邪痹阻证、血瘀气滞证。

二、辨证选择中成药

1. 肝肾亏虚证

【临床表现】肢体关节疼痛，屈伸不利，劳累后加重，腰膝酸软、隐痛，偏阳虚者畏寒喜暖，少腹拘急，手足不温，舌淡，脉沉细；偏阴虚者心烦失眠，口干咽燥，手足心热，舌质红，脉细数。

【辨证要点】肢体关节疼痛，屈伸不利，劳累后加重，偏阳虚者畏寒喜暖，舌淡，脉沉细；偏阴虚者心烦失眠，手足心热，舌质红，脉细数。

【病机简析】肝肾亏虚，精血不能濡养经脉，经脉失养，出现肢体关节疼痛，屈伸不利；腰为肾之府，肾主骨生髓，精髓不足，故腰膝酸软；肝肾已虚，阳气不足，则畏寒喜暖，手足不温；肝肾阴虚，虚火浮动，故心烦失眠，手足心热。

【治法】补益肝肾，强壮筋骨，通经活络。

【辨证选药】可选抗骨增生胶囊（丸、糖浆、口服液、颗粒）、抗骨增生片、益肾蠲痹丸、藤黄健骨胶囊（丸、片）、仙灵骨葆胶囊（片）、骨康胶囊、金天格胶囊、尪痹颗粒（片、胶囊）、壮腰健肾丸（片、口服液）；偏阳虚者可选用或同用附桂骨痛胶囊（颗粒、片）、代温灸膏（外用）；偏阴虚者可选用或同用健步强身丸。

此类中成药的组方常以熟地黄、狗脊、牛膝、续断等补益肝肾、强壮筋骨，淫羊藿、肉苁蓉、补骨脂等温补肾阳，菟丝子、女贞子、白芍等滋补肝肾、养阴益精，知母、丹参等清虚热。

2. 风寒湿邪痹阻证

【临床表现】肢体关节重着、冷痛，活动不利，天气变化时加重，遇寒痛剧，得温痛减，腰膝冷痛，或有外感风寒湿邪，舌淡红，苔白腻，脉沉迟或浮紧。

【辨证要点】肢体关节重着、冷痛，活动不利，天气变化时加重，苔白腻，脉沉迟或浮紧。

【病机简析】风寒湿邪留滞经络，阻痹气血，则肢体关节疼痛，活动不利；寒为阴邪，其性凝滞，故冷痛；得热则气血较为流畅，故其痛减；遇寒则血益凝涩，故痛更剧；湿性重浊黏滞，故见重着。

【治法】祛风除湿，散寒蠲痹。

【辨证选药】可选外用复方南星止痛膏、代温灸膏、伤湿止痛膏、狗皮膏、寒痛乐熨剂、麝香壮骨膏、骨通贴膏，口服大活络丸（胶囊）、小活络丸（片）、风湿骨痛胶囊（颗粒、片）、追风透骨丸（胶囊、片）、寒湿痹颗粒（片）。

此类中成药多由川乌、草乌、麻黄、荆芥、防风等药物组成，具有祛风散寒，除湿止痹的作用。此外，此类中成药多合并乳香、没药、鸡血藤等药物，在祛除风寒湿邪的同时兼以活血化瘀、通络止痛。

3. 血瘀气滞证

【临床表现】关节疼痛剧烈如针刺刀割，痛有定处，按之则痛甚，昼轻夜重，舌质紫黯或有瘀斑，脉涩。

【辨证要点】关节疼痛剧烈，痛有定处，舌质紫黯或有瘀斑，脉涩。

【病机简析】瘀血阻滞经脉，气血不通，故关节疼痛剧烈如针刺刀割；瘀血位置固定，故痛有定处，按之则痛甚；舌质紫黯或有瘀斑，脉涩，昼轻夜重，均为瘀血内停征象。

【治法】活血化瘀，通络止痛。

【辨证选药】可选外用 701 跌打镇痛膏、狗皮膏、活血止痛膏、骨通贴膏、青鹏软膏、消痛贴膏，口服骨刺宁胶囊（片）、瘀血痹颗粒（胶囊、片）、养血荣筋丸。

此类中成药多由乳香、没药、三七、红花、土鳖虫、透骨草等药物组成，可发挥良好的活血化瘀、舒筋活络的作用。

三、用药注意

临床选药必须以辨证论治的思想为指导，针对不同证型，选择与其相对证的药物，才能收到较为满意的疗效。另外，使用外用药时应注意皮肤状况和用药时间，如出现皮肤过敏应及时停药，症状严重者应去医院就诊。如正在服用其他药品，应当告知医师或药师。药品贮藏宜得当，存于阴凉干燥处，药品性状发生改变时禁止服用。药品必须妥善保管，放在儿童不能接触的地方，以防发生意外。儿童若需用药，务请咨询医师，并必须在成人的监护下使用。对于具体药品的饮食禁忌、配伍禁忌、妊娠禁忌、证候禁忌、病证禁忌、特殊体质禁忌、特殊人群禁忌等，各药品具体内容中均有详细介绍，用药前务必仔细阅读。

附一

常用治疗骨关节炎的中成药药品介绍

（一）肝肾亏虚证常用中成药品种

抗骨增生胶囊（丸、糖浆、口服液、颗粒）

【处方】熟地黄、肉苁蓉（酒蒸）、狗脊（盐制）、女贞子（盐制）、淫羊藿、鸡血藤、莱菔子（炒）、骨碎补、牛膝。

【功能与主治】 补腰肾，强筋骨，活血止痛。用于骨性关节炎肝肾不足、瘀血阻络证，症见关节肿胀、麻木、疼痛、活动受限。

【用法与用量】

胶囊：口服。一次 5 粒，一日 3 次。

丸剂：口服。水蜜丸一次 2.2g，小蜜丸一次 3g，大蜜丸一次 1 丸，一日 3 次。

糖浆：口服。一次 10 ~ 15ml，一日 3 次。

口服液：口服。一次 10ml，一日 3 次。

颗粒剂：口服。一次 2.5g，一日 3 次。

【禁忌】 孕妇忌用。

【注意事项】

1．药性温补肾阳，可引起个别患者出现口苦、咽干、咽痛、大便干结等，可改用盐水送服，不需停服。

2．感冒发热或其它原因引起发热的应暂停服用，待退烧后，再服用。

3．忌吃寒凉、不易消化的食物。

4．高血压患者慎用，肾炎、肝炎、心脏病患者禁用。

【规格】

胶囊：每粒装 0.35g。

丸剂：大蜜丸每丸重 3g。

糖浆：每瓶装（1）10ml，（2）150ml。

口服液：每支装 10ml。

颗粒剂：每袋装 2.5g。

【贮藏】

胶囊、丸剂、颗粒剂：密封。

糖浆、口服液：密封，置阴凉处。

【临床报道】

1. 抗骨增生胶囊治疗 48 例膝骨关节炎患者，临床改善情况：显著改善 12 例，中度改善 26 例，轻度改善 6 例，无效 4 例；安全性评估：安全 18 例，比较安全 20 例，中度不良反应 6 例，不良反应 4 例[1]。

2. 运用抗骨增生胶囊治疗老年跟骨增生症 62 例，疗程 2 个月。结果：临床治愈 40 例，显效 16 例，有效 3 例，无效 3 例；治愈率为 64.52%，总有效率为 95.16%[2]。

【参考文献】

[1] 陈履平，李龙. 抗骨增生胶囊治疗膝骨关节炎的临床观察 [J]. 实用临床医药杂志，2010，14（15）：98-99.

[2] 刘登安. 抗骨增生胶囊治疗老年跟骨增生症 62 例 [J]. 上海中医药杂志，2009，43（7）：41.

抗骨增生片

【处方】 熟地黄、鹿衔草、骨碎补（烫）、鸡血藤、淫羊藿、肉苁蓉、莱菔子（炒）。

【功能与主治】 补肾，活血，止痛。用于肥大性脊椎炎，颈椎病，跟骨刺，增生性关节炎，大骨节病。

【用法与用量】 口服。一次 4 片，一日 2 次。

【禁忌】 孕妇忌用。

【注意事项】

1．本品温补肾阳，可引起个别患者出现口苦、咽干、咽痛、大便干结等，若出现上述症状可改用盐水送服，不需停服。

2．感冒发热或其它原因引起发热者应暂停服用，待退热后，再服用。

3．忌吃寒凉、不易消化性食物。

4．高血压患者慎用，肾炎、肝炎、心脏病患者禁用。

【规格】 每片重 0.26g。

【贮藏】 密封。

益肾蠲痹丸

【处方】 地黄、熟地黄、当归、淫羊藿、全蝎、蜈蚣、蜂房、骨碎补、地龙、乌梢蛇、延胡索等 20 味药材。

【功能与主治】 温补肾阳，益肾壮督，搜风剔邪，蠲痹通络。用于症见发热，关节疼痛、肿大、红肿热痛、屈伸不利、肌肉疼痛、瘦削或僵硬，畸形的顽痹（类风湿关节炎）。

【用法与用量】 口服。一次 8g，疼痛剧烈可加至 12g，一日 3 次，饭后温开水送服。

【禁忌】 妇女月经期经行量多时停用，孕妇禁服。过敏体质和温热偏盛者慎服本品。

【注意事项】

1．本丸是标本兼治之品，起效较慢，一般 30 天为一疗程。对曾服用多种药物治疗的患者，在服用本丸疼痛减轻后才可逐渐递减原服用药物，不可骤停。

2．本品服用后偶有皮肤瘙痒过敏反应和口干、便秘、胃脘不适。

3．本品含寻骨风药材，该药材含马兜铃酸，可引起肾脏损害等不良反应，肾功能不全者慎用。

【规格】每袋装 8g。

【贮藏】密封，防潮。

【药理研究】

1．益肾蠲痹丸对小鼠扭体实验、巴豆油性耳肿胀均有明显的抑制作用，并对热板实验中的小鼠有提高痛阈的作用，表明益肾蠲痹丸有显著的抗炎、镇痛作用[1]。

2．益肾蠲痹丸对胶原性关节炎大鼠具有较强的抗炎作用，机制可能与抑制 NF-κBp65 亚基和 COX-2 的表达有关[2]。

【临床报道】将 70 例骨关节炎患者纳入研究，其中服益肾蠲痹丸者 40 例，服新癀片者 30 例，经 40d 治疗后，益肾蠲痹丸治疗组和新癀片对照组均能改善患者的休息痛、活动痛、关节压痛及关节肿胀指数。其中治疗组较对照组改善更明显（$P < 0.05$）[3]。

【参考文献】

[1] 桂淑荣，龙华君，杨贵峰．益肾蠲痹丸药效学研究 [J]．湖南中医杂志，2009，25（2）：113-120.

[2] 彭程，李运曼．益肾蠲痹丸对大鼠胶原性关节炎继发病变治疗作用的实验研究 [J]．中国中医药科技，2010，17（5）：387-388.

[3] 王露，黄云台，孟庆良．益肾蠲痹丸治疗骨性关节炎的临床疗效及安全性研究 [J]．中国中医药现代远程教育，2010，8（13）：192-193.

藤黄健骨胶囊（丸、片）

【处方】 熟地黄、鹿衔草、骨碎补（烫）、淫羊藿、鸡血藤、肉苁蓉、莱菔子（炒）。

【功能与主治】 补肾，活血，止痛。用于肥大性脊椎炎，颈椎病，跟骨刺，增生性关节炎，大骨节病。

【用法与用量】

胶囊：口服。一次 4～6 粒，一日 2 次。

丸剂：口服。浓缩水蜜丸一次 10～15 丸，浓缩大蜜丸一次 1～2 丸，一日 2 次。

片剂：口服。一次 3～6 片，一日 2 次。

【规格】

胶囊：每粒装 0.25g。

丸剂：浓缩水蜜丸每 10 丸重 1.25g，浓缩大蜜丸每丸重 3g。

片剂：每片重 0.5g（薄膜衣）。

【贮藏】 密封。

【临床报道】 将 240 例膝关节骨性关节炎肾虚血瘀证患者分两组，其中治疗组（藤黄健骨片）120 例，对照组（西乐葆胶囊）120 例，治疗组在缓解疼痛方面优于对照组，治疗期间治疗组患者均未出现明显不良反应[1]。

【参考文献】

[1] 卢敏，张波，邹霞，等. 藤黄健骨片治疗膝关节骨性关节炎肾虚血瘀证的多中心临床观察 [J]. 中国中医骨伤科杂志，2012，20（7）：14-16.

仙灵骨葆胶囊（片）

【处方】淫羊藿、续断、丹参、知母、补骨脂、地黄。

【功能与主治】滋补肝肾，接骨续筋，强身健骨。用于骨质疏松和骨质疏松症，骨关节炎，骨无菌性坏死等。

【用法与用量】

胶囊：口服。一次3粒，一日2次，4～6周为一疗程；或遵医嘱。

片剂：口服。一次3片，一日2次，4～6周为一疗程；或遵医嘱。

【禁忌】孕妇禁用。

【注意事项】

1．忌食生冷、油腻食物。

2．感冒时不宜服用。

3．高血压、心脏病、糖尿病、肝病、肾病等慢性病严重者应在医师指导下服用。

4．服药2周症状无缓解，应去医院就诊。

5．对本品过敏者禁用，过敏体质者慎用。

6．本品性状发生改变时禁止使用。

【规格】

胶囊：每粒装0.5g。

片剂：每片重0.3g。

【贮藏】密封。

【临床报道】本品治疗中老年膝骨性关节炎268例，痊愈47例，显效125例，有效76例，无效20例，总有效率92.5%[1]。

【参考文献】

[1] 李现林．仙灵骨葆治疗中老年膝骨性关节炎的疗效观察 [J]．中国中医骨伤科杂志，2007，15（3）：41-42．

骨康胶囊

【处方】 补骨脂、续断、三七、芭蕉根、酢浆草。

【功能与主治】 滋补肝肾，强筋壮骨，通络止痛。用于骨折、骨性关节炎、骨质疏松症属肝肾不足、经络瘀阻者。

【用法与用量】 口服。一次 3～4 粒，一日 3 次。

【规格】 每粒装 0.4g。

【贮藏】 密封。

金天格胶囊

【处方】 人工虎骨粉。

【功能与主治】 具有健骨作用。用于腰背疼痛，腰膝酸软，下肢痿弱，步履艰难等症状的改善。

【用法与用量】 口服。一次 3 粒，一日 3 次。3 个月为一个疗程。

【注意事项】 服药期间多饮水。

【规格】 每粒装 0.4g。

【贮藏】 密封，置阴凉干燥处。

【药理研究】 金天格胶囊对成骨细胞有直接刺激作用，对破骨细胞也有抑制作用[1]。

【临床报道】

1．金天格胶囊治疗老年骨性关节炎 168 例，临床控制 62 例，有效 80 例，无效 26 例，总有效率 84.5%，可缓解骨性关节炎造成的头晕、上肢麻木、腰酸背痛、膝软无力等症状[2]。

2．对金天格胶囊治疗骨关节炎的临床疗效进行分析，观察疗程内，常规剂量金天格胶囊强化治疗骨关节炎可获得更好的疗效，且对血常规、肝肾功能无不良影响[3]。

【参考文献】

[1] 张依山．金天格胶囊对成骨细胞作用的研究 [J]．现代生物医学进展，2008，8（2）：321-322.

[2] 肖翠君，谢爱静．金天格胶囊治疗老年骨性关节炎 168 例临床观察 [J]．河北中医，2011，33（2）：257-258.

[3] 王晋平，张佳红，王慧娟，等．金天格胶囊治疗骨关节炎临床疗效分析 [J]．中国中医药现代远程教育，2011，31（10）：848-850.

尪痹颗粒（片、胶囊）

【处方】 地黄、熟地黄、续断、附片（黑顺片）、独活、骨碎补、桂枝、淫羊藿、防风、威灵仙、皂角刺、羊骨、白芍、狗脊（制）、知母、伸筋草、红花。

【功能与主治】 补肝肾，强筋骨，祛风湿，通经络。用于肝肾不足、风湿阻络所致的尪痹，症见肌肉、关节疼痛，局部肿大，僵硬畸形，屈伸不利，腰膝酸软，畏寒乏力；类风湿关节炎见上述证候者。

【用法与用量】

颗粒剂：开水冲服。规格（1）、（2）一次 6g，一日 3 次。

片剂：口服。规格（1）一次 7～8 片，规格（2）一次 4 片，一日 3 次。

胶囊：口服。一次5粒，一日3次。

【注意事项】孕妇慎服。

【规格】

颗粒剂：每袋装（1）3g，（2）6g。

片剂：每片重（1）0.25g，（2）0.5g。

胶囊：每粒装0.55g。

【贮藏】密封。

【药理研究】尪痹片具有明显的抗炎镇痛作用，与调节血清及关节滑膜组织细胞因子水平相关[1]。

【临床报道】采用随机、平行对照、多中心的方法对160例辨证为肝肾两虚合并瘀血痹阻证的膝骨关节炎患者进行了临床研究，证明尪痹片治疗膝骨关节炎临床效果良好，无明显的不良反应[2]。

【参考文献】

[1] 甘丽，吴启富，肖丹，等.尪痹片抗炎镇痛作用及对佐剂性关节炎大鼠细胞因子网络的调节[J].中医药理与临床，2009，25（2）：85-87.

[2] 康信忠，吴启富，接红宇，等.尪痹片治疗膝骨关节炎的临床报道[J].中国中西医结合杂志，2011，31（9）：1205-1208.

壮腰健肾丸（片、口服液）

【处方】狗脊（制）、金樱子、黑老虎根、鸡血藤、桑寄生（蒸）、千斤拔、牛大力、菟丝子、女贞子。

【功能与主治】壮腰健肾，祛风活络。用于肾亏腰痛，风湿骨痛，膝软无力，神经衰弱，小便频数。

【用法与用量】

丸剂：口服。一次 1 丸，一日 2～3 次。

片剂：口服。一次 4 片，一日 2～3 次。

口服液：口服。一次 10ml，一日 3 次。

【禁忌】孕妇忌服，儿童禁用。

【注意事项】

1．忌生冷食物。

2．外感或实热内盛者不宜服用。

3．本品宜饭前服用。

4．按照用法用量服用，年老体弱者，高血压、糖尿病患者应在医师指导下服用。

5．服药 2 周或服药期间症状无改善，或症状加重，或出现新的严重症状，应立即停药并去医院就诊。

6．药品性状发生改变时禁止服用。

【规格】

丸剂：每丸重 9g。

片剂：每素片重 0.30g。

口服液：每支装 10ml。

【贮藏】

丸剂、片剂：密封。

口服液：密封，置阴凉处。

附桂骨痛胶囊（颗粒、片）

【处方】附子（制）、制川乌、肉桂、党参、当归、白芍（炒）、淫羊藿、乳香（制）。

【功能与主治】 温阳散寒，益气活血，消肿止痛。用于阳虚寒湿型颈椎及膝关节增生性关节炎。症见局部骨节疼痛、屈伸不利、麻木或肿胀，遇热则减，畏寒肢体冷等。

【用法与用量】

胶囊：口服。一次 4 ～ 6 粒，一日 3 次，饭后服，疗程 3 个月；如需继续治疗，必须停药 1 个月后遵医嘱服用。

颗粒剂：口服。一次 5g，一日 3 次，饭后服，疗程 3 个月；如需继续治疗，必须停药 1 个月后遵医嘱服用。

片剂：口服。一次 6 片，一日 3 次，饭后服，疗程 3 个月；如需继续治疗，必须停药 1 个月后遵医嘱服用。

【禁忌】 孕妇及有出血倾向者、阴虚内热者禁用。

【注意事项】

1．服药后少数可见胃脘不舒，停药后可自行消除。

2．服药期间注意血压变化。

3．高血压、严重消化道疾病患者慎用。

【规格】

胶囊：每粒装 0.33g。

颗粒剂：每袋装 5g。

片剂：每片重 0.33g。

【贮藏】 密封，防潮。

【药理研究】 本品有抗炎、镇痛、活血化瘀、延缓关节软骨退变及促进关节软骨修复的作用。

·**抗炎、镇痛作用** 附桂骨痛胶囊能显著降低蛋清所致大鼠足跖肿胀百分率，明显提高热板致小鼠疼痛的阈值，减少扭体次数，证明该药有明显的抗炎、镇痛作用[1]。

·**活血化瘀作用** 附桂骨痛颗粒可改善血瘀大鼠的血液流变学，具有明显的活血化瘀作用[2]。

·**延缓关节软骨退变及促进关节软骨修复的作用** 附桂骨痛胶囊通过抑制 iNOS 的表达，可降低 NO 含量，减少软骨细胞凋亡，促进软骨基质合成及抑制其分解，抑制滑膜炎症，延缓关节软骨退变，促进关节软骨的修复[3]。

【临床报道】

1．采用多中心、随机、双盲双模拟、阳性药平行对照的研究设计，将 240 例骨性关节炎（阳虚寒湿型）患者随机分为 2 组，治疗组（n=180）采用附桂骨痛颗粒，对照组（n=60）采用抗骨增生片，治疗组在疾病疗效、中医症候疗效评价和主症关节疼痛、畏寒肢冷疗效上显著优于对照组（$P < 0.05$），附桂骨痛颗粒治疗阳虚寒湿型骨性关节炎，尤其对疼痛和畏寒肢冷疗效显著[4]。

2．研究纳入 60 例膝关节骨性关节炎患者，治疗组 40 例口服附桂骨痛胶囊，对照组 20 例口服布洛芬缓释片，治疗组总有效率为 95.00%，对照组 80.00%，治疗组的疗效优于对照组（$P < 0.05$），两组均未出现明显的不良反应[5]。

【参考文献】

[1] 岳兴如，阮耀，刘萍，等．附桂骨痛胶囊的抗炎镇痛作用研究 [J]．时珍国医国药，2007，18（5）：43．

[2] 马晓莹，杨甫昭，惠爱武，等．附桂骨痛颗粒对急性血瘀模型大鼠血液流变学的实验研究 [J]．陕西中医，2012，33（6）：752-754．

[3] 祁传才，于宝云，王伟卓．附桂骨痛胶囊对膝关节骨性关节炎 NO 及 iNOS 影响的实验研究 [J]．陕西中医学院学报，2007，30（4）：65-67．

[4] 段华．附桂骨痛颗粒治疗骨性关节炎（阳虚寒湿型）临床观察 [J]. 中成药，2012，34（9）：1666-1669.

[5] 张倩．附桂骨痛胶囊治疗膝关节骨性关节炎临床观察 [J]. 光明中医，2011，26（10）：2033-2035.

代温灸膏

【处方】 辣椒、肉桂、生姜、肉桂油。

【功能与主治】 温通经脉，散寒镇痛。用于风寒阻络所致腰背、四肢关节冷痛及风寒内停引起的脘腹冷痛，虚寒泄泻；慢性虚寒性胃肠炎，慢性风湿性关节炎见上述证候者。

【用法与用量】 外用。根据病证，按穴位贴一张。

【禁忌】 孕妇禁用。

【注意事项】

1．皮肤破伤处不宜使用。

2．皮肤过敏者停用。

3．禁止内服。

【规格】 5cm×7cm。

【贮藏】 密封，置阴凉处。

健步强身丸

【处方】 知母、黄柏、龟甲（醋淬）、熟地黄、当归、白芍、炙黄芪、人参、续断、独活、牛膝、木瓜、白术（麸炒）、茯苓、枸杞子、菟丝子、锁阳、补骨脂（盐炙）、杜仲炭、附子（制）、羌活、秦艽、防风、豹骨（油制）。

【功能与主治】 补肾健骨，宣痹止痛。用于肝肾阴虚、风湿阻络引起的筋骨痿软，腰膝酸痛，足膝无力，行步艰难。

【用法与用量】淡盐汤或温开水送服，水蜜丸一次 6g，大蜜丸一次 1 丸，一日 2 次。

【禁忌】孕妇忌服。

【规格】水蜜丸每 100 粒重 10g，大蜜丸每丸重 9g。

【贮藏】密封。

（二）风寒湿邪痹阻证常用中成药品种

复方南星止痛膏

【处方】生天南星、生川乌、丁香、肉桂、白芷、细辛、川芎、徐长卿、乳香（制）、没药（制）、樟脑、冰片。

【功能与主治】散寒除湿，活血止痛。用于骨性关节炎属寒湿瘀阻证，症见关节疼痛、肿胀、功能障碍，遇寒加重，舌质暗淡或有瘀斑。

【用法与用量】外贴。选最痛部位，最多贴 3 个部位，贴 24 小时，隔日 1 次，共贴 3 次。

【禁忌】皮肤破损处、皮肤病患者、孕妇禁用。

【不良反应】个别患者贴药处局部皮肤发红发痒，有小水泡。

【注意事项】

1．本品为外用药，禁止内服。

2．忌食生冷、油腻食物。

3．皮肤破溃或感染处禁用，有出血倾向者慎用。

4．经期及哺乳期妇女慎用；儿童、年老体弱者应在医师指导下使用。

5．本品含有毒性成份，不宜长期或大面积使用，用药后皮肤过敏（皮肤瘙痒明显）者应及时自行揭除并停止使用，症状严重者应去医院就诊。

6．用药3天症状无缓解，应去医院就诊。

7．对本品过敏者禁用，过敏体质者慎用。

【规格】 10cm×13cm。

【贮藏】 密封，置阴凉干燥处。

【药理研究】 本品有抗炎、镇痛作用。

· **抗炎作用** 复方南星止痛膏可以抑制大鼠慢性肉芽肿的形成，降低急性炎症大鼠足肿胀，降低炎症组织中 IL-1、TNF-α、PGE2 水平，表明复方南星止痛膏具有抗炎作用，其作用机理与减少炎症组织中 IL-1、TNF-α、PGE2 的含量有关[1]。

· **镇痛作用** 复方南星止痛膏可以提高两种致炎剂引起的大鼠足跖肿胀压痛的痛阈值；降低脊髓中 c-fos 的表达，研究表明复方南星止痛膏具有一定的镇痛作用，其作用机理与减少脊髓中 c-fos 的表达有关[2]。

【临床报道】

1．将108例膝骨关节炎患者随机分为2组，治疗组56例运用复方南星止痛膏外敷治疗，对照组52例运用扶他林乳胶剂治疗，疗程12天，治疗组总有效率为91.07%，对照组为73.08%（$P < 0.05$）[3]。

2．采用随机、平行对照、多中心临床试验方法对327例骨关节炎患者进行治疗研究，复方南星止痛膏治疗寒湿瘀阻型骨关节炎有效、安全[4]。

【参考文献】

[1] 卞慧敏，俞晶华，姜淼，等．复方南星止痛膏抗炎作用研究 [J].中药药理与临床，2007，23（5）：164-165.

[2] 陈荣明，姜淼，殷书梅，等．复方南星止痛膏对甲醛等致炎性疼痛模型大鼠止痛作用及 c-fos 表达的影响 [J].世界中西医结合杂志，2008，3（8）：454-456.

[3] 宋朋飞，阙卫兵，姜玉祥，等．复方南星止痛膏治疗膝骨关节炎临床观察 [J].上海中医药杂志，2012，46（4）：56-57.

[4] 陈永强，吴军豪，姚宏明，等．复方南星止痛膏治疗寒湿瘀阻型骨关节炎249例临床报道 [J].上海中医药杂志，2010，44（12）：59-61.

代温灸膏

参见"肝肾亏虚证常用中成药品种"。

伤湿止痛膏

【处方】 伤湿止痛流浸膏（生草乌、生川乌、乳香、没药、生马钱子、丁香、肉桂、荆芥、防风、老鹳草、香加皮、积雪草、骨碎补、白芷、山柰、干姜）、水杨酸甲酯、薄荷脑、冰片、樟脑、芸香浸膏、颠茄流浸膏。

【功能与主治】 祛风湿，活血止痛。用于风湿痛，关节、肌肉痛，扭伤。

【用法与用量】 外用，贴于患处。

【注意事项】

1．孕妇慎用。

2．对橡胶膏过敏者，皮肤溃烂有渗液者及外伤合并感染化脓者不宜贴用。

3．出现较严重的过敏反应时应找医师处理。

4．药品性状发生改变时（胶布变枯，发硬失粘性）禁止使用。

5．儿童必须在成人的监护下使用。

6．请将此药品放在儿童不能接触的地方。

7．如正在服用其他药品，使用本品前请咨询医师或药师。

【规格】7cm×10cm×3袋×2片。

狗皮膏

【处方】生川乌、生草乌、羌活、独活、青风藤、香加皮、防风、铁丝威灵仙、苍术、蛇床子、麻黄、高良姜、小茴香、官桂、当归、赤芍、木瓜、苏木、大黄、油松节、续断、川芎、白芷、乳香、没药、冰片、樟脑、丁香、肉桂。

【功能与主治】祛风散寒，活血止痛。用于风寒湿邪、气血瘀滞所致的痹病，症见四肢麻木、腰腿疼痛、筋脉拘挛，或跌打损伤、闪腰岔气、局部肿痛；或寒湿瘀滞所致的脘腹冷痛、行经腹痛、寒湿带下、积聚痞块。

【用法与用量】外用。用生姜擦净患处皮肤，将膏药加温软化，贴于患处或穴位。

【注意事项】孕妇忌贴腰部和腹部。

【规格】每张净重12g、15g、24g、30g。

【贮藏】密闭，置阴凉干燥处。

【药理研究】本品有抗炎、镇痛作用。

·抗炎、镇痛作用　狗皮膏对小鼠耳肿胀及肉芽肿具有一定的抑制作用，且能明显提高小鼠痛阈值，延长潜伏期并减少扭体次数，具有较好的抗炎、镇痛作用[1]。

·**毒理** 狗皮膏对家兔皮肤未引起急性毒性反应和刺激性反应，对豚鼠无致敏作用，实验得出狗皮膏是一种安全性较好的外用药[2]，不可长期使用，长期使用会导致体内的铅含量增高[3]。

【参考文献】

[1] 赵贵琴，李帆帆，李纯刚，等.狗皮膏抗炎镇痛作用试验研究[J].中药与临床，2011，2（4）：27-29.

[2] 曾勇，赵贵琴，陈怀斌，等.狗皮膏皮肤用药安全性实验研究[J].时珍国医国药，2012，23（2）：375-376.

[3] 李帆帆，孟宪丽，赵贵琴，等.狗皮膏大鼠长期毒性试验的体内血液铅变化研究[J].中国中药杂志，2012，37（6）：728-730.

寒痛乐熨剂

【处方】 生川乌、生草乌、麻黄、当归、吴茱萸、苍术、八角茴香、山奈。

【功能与主治】 祛风散寒，舒筋活血。用于风寒湿痹，腰腿疼。

【用法与用量】 外用，一日1次。将外袋剪开，取出药袋，晃动数次，使药物充分松散，接触空气，手摸有热感时，置于固定袋内，覆盖于痛患处，每袋可发热不少于15小时，产热过程中，如有结块，用手轻轻揉散。

【禁忌】 外用药，不可内服；孕妇和皮肤溃烂、破损者忌用。

【注意事项】 使用时注意调节温度，防止烫伤。

【规格】 每袋装55g。

【贮藏】密封，防潮。

【临床报道】治疗 56 例腰腿痛患者，总有效率 83.93%，表明寒痛乐熨剂治疗腰腿痛疗效肯定[1]。

【参考文献】

[1] 郭文萍 . 寒痛乐熨剂治疗腰腿痛 56 例分析 [J]. 中国误诊学杂志，2009，9（31）：7706.

麝香壮骨膏

【处方】麝香壮骨膏浸膏（生川乌、生草乌、麻黄、苍术、当归、山奈、八角茴香、干姜、白芷）、人工麝香、豹骨、冰片、樟脑、薄荷脑、水杨酸甲酯、硫酸软骨素、盐酸苯海拉明。

【功能与主治】镇痛，消炎。用于风湿痛、关节痛、腰痛、神经痛、肌肉酸痛、扭伤、挫伤。

【用法与用量】外用，贴患处。将患处皮肤表面洗净，擦干，撕去覆盖在膏布上的隔离层，将膏面贴于患处的皮肤上，天冷时，可辅以按摩与热敷。

【禁忌】孕妇禁用。

【注意事项】

1．本品为外用药，禁止内服。

2．忌食生冷、油腻食物。

3．有皮肤病者慎用，皮肤破溃或感染处禁用。

4．本品含盐酸苯海拉明、硫酸软骨素，哺乳期妇女慎用。

5．本品不宜长期大面积使用，使用中如有皮肤发痒、变红或其他不适等过敏现象时，应立即取下，症状严重者应去医院就诊。

6．对本品过敏者禁用，过敏体质者慎用，运动员慎用。

【规格】7cm×10cm。

【贮藏】密闭，置阴凉处。

骨通贴膏

【处方】丁公藤、麻黄、当归、干姜、白芷、海风藤、乳香、三七、姜黄、辣椒、樟脑、肉桂油、金不换、薄荷脑。

【功能与主治】祛风散寒，活血通络，消肿止痛。用于骨痹属寒湿阻络兼血瘀证之局部关节疼痛、肿胀、麻木重着、屈伸不利或活动受限；退行性骨性关节炎见上述证候者。

【用法与用量】外用，贴于患处。贴用前，将患处皮肤洗净；贴用时，将膏布的弹力方向与关节活动方向一致；7天为一疗程，或遵医嘱。

【禁忌】妇女月经期经行量多时停用，孕妇禁用。

【注意事项】

1．皮肤过敏者慎用。

2．过敏体质、患处皮肤溃破者慎用。

3．每次贴用的时间不宜超过12小时。

4．使用过程中如出现皮肤发红、瘙痒等症状，可适当减少贴用时间。

【规格】7cm×10cm。

【贮藏】密闭，置室内干燥处。

大活络丸（胶囊）

【处方】蕲蛇（酒制）、制草乌、豹骨（制）、牛黄、乌梢蛇（酒制）、天麻、熟大黄、麝香、血竭、熟地黄、天南星（制）、水牛角浓缩粉等 50 味。

【功能与主治】祛风，舒筋，活络，除湿。用于风寒湿痹引起的肢体疼痛，手足麻木，筋脉拘挛，中风瘫痪，口眼歪斜，半身不遂，言语不清。

【用法与用量】

丸剂：温黄酒或温开水送服。一次 1～2 丸，一日 2 次。

胶囊：口服。一次 4 粒，一日 3 次。

【禁忌】孕妇禁用。

【注意事项】丸剂服用前应除去蜡皮、塑料球壳及玻璃纸，不可整丸吞服。

【规格】

丸剂：每丸重 3.5g。

胶囊：每粒装 0.25g。

【贮藏】密封。

小活络丸（片）

【处方】胆南星、制川乌、制草乌、地龙、乳香（制）、没药（制）。

【功能与主治】祛风散寒，化痰除湿，活血止痛。用于风寒湿邪闭阻、痰瘀阻络所致的痹病，症见肢体关节疼痛，或冷痛，或刺痛，或疼痛夜甚、关节屈伸不利、麻木拘挛。

【用法与用量】

丸剂：黄酒或温开水送服。一次 1 丸，一日 2 次。

片剂：口服。一次 4 片，一日 2 次。

【注意事项】孕妇禁用。

【规格】

丸剂：每丸重 3g。

片剂：每片重 0.4g。

【贮藏】密封。

【药理研究】本品有镇痛、抗炎、免疫抑制及改善血液循环的作用。

· **镇痛作用**　小活络丸能明显减少醋酸引起的小鼠扭体次数[1]，并对热板实验中的小鼠有提高痛阈的作用[2]。

· **抗炎作用**　小活络丸对肉芽组织增生有明显的抑制作用，能降低小鼠琼脂肉芽组织的重量，减轻大鼠棉球肉芽组织的增生[1]。

· **免疫抑制作用**　小活络丸能够抑制免疫应答的多个环节，具有免疫抑制作用[3]。

· **改善血液循环作用**　小活络丸具明显改变血液流变学的作用，可降低不同切变率下的全血黏度，尤其对低切变率下的全血黏度有明显的降低作用，能降低红细胞压积和红细胞聚集指数，从而达到改变血液流变学、改善血液循环、疏通筋脉作用[1]。

· **毒理**　小活络丸的急性毒性具有明显的昼夜节律，白昼用药毒性大于夜间[2]。

【临床报道】小活络丸治疗 41 例大骨节病患者，好转 31 例，完全治愈 2 例，总有效率为 80.49%，其中对 57 岁以下，病程 15 年以内，Ⅰ、Ⅱ度患者疗效较好；57 岁以上，病程 16 年以上，Ⅱ、Ⅲ度患者效果较差[4]。

【参考文献】

[1] 刘京渤，张永敬，陈几香．小活络丸主要药效学研究 [J].

中国药业，2007，16（18）：26-27.

[2] 欧守珍，何平，陈月金，等.小活络丸镇痛作用及急性毒性的时间药理学研究 [J].中国热带医学，2006，6（12）：2241-2247.

[3] 潘竞锵，肖柳英，张丹，等.小活络丸的抑制免疫、抗氧化、抗炎及镇痛作用 [J].广东药学，2003，13（3）：28-32.

[4] 曹小刚，吕晓亚，徐刚要，等.3种药物治疗大骨节病的临床疗效观察 [J].中国地方病学杂志，2004，23（6）：591-592.

风湿骨痛胶囊（颗粒、片）

【处方】 制川乌、制草乌、红花、甘草、木瓜、乌梅、麻黄。

【功能与主治】 温经散寒，通络止痛。用于寒湿闭阻经络所致的痹病，症见腰脊疼痛、四肢关节冷痛；风湿性关节炎见上述证候者。

【用法与用量】

胶囊：口服。一次 2～4 粒，一日 2 次。

颗粒剂：口服。一次 1～2 袋，一日 2 次。

片剂：口服。一次 4～6 片，一日 2 次。

【禁忌】 孕妇及哺乳期妇女禁服；严重心脏病，高血压，肝、肾疾病患者忌服。

【注意事项】 本品含乌头碱，应严格在医师指导下按规定剂量服用。不得任意增加服用量和服用时间。服药后如果出现唇舌发麻、头痛头昏、腹痛腹泻、心烦欲呕、呼吸困难等情况，应立即停药并到医院就治。

【规格】

胶囊：每粒装 0.3g。

颗粒剂：每袋装 2g。

片剂：每片重 0.36g。

【贮藏】 密封。

【药理研究】 本品有抗炎、镇痛作用。

· **抗炎、镇痛作用** 风湿骨痛胶囊对急性非特异性炎性渗出、肿胀和慢性非特异性肉芽增生有明显的抑制作用，对化学性和热板致痛有较强的止痛作用[1]。

· **毒理** 风湿骨痛胶囊在相当于临床用量的 60 倍时有轻度毒性反应，35 倍临床用量时无任何毒性，表明风湿骨痛胶囊临床应用是安全的[1]。

【参考文献】

[1] 彭代银，刘青云. 风湿骨痛胶囊的药效和毒性研究 [J]. 中成药，1996，18（3）：32-34.

追风透骨丸（胶囊、片）

【处方】 制川乌、白芷、制草乌、香附（制）、甘草、白术（炒）、没药（制）、川芎、乳香（制）、秦艽、地龙、当归、茯苓、赤小豆、羌活、天麻、赤芍、天南星（制）、桂枝、甘松、朱砂。

【功能与主治】 祛风除湿，通经活络，散寒止痛。用于风寒湿痹，肢节疼痛，肢体麻木。

【用法与用量】

丸剂：口服。一次 6g，一日 2 次。

胶囊：口服。一次 4 粒，一日 2 次。

片剂：口服。一次 4 片，一日 2 次。

【注意事项】 不宜久服，属热痹者及孕妇忌服。

【规格】

丸剂：每袋装 6g。

胶囊：每粒装 0.26g。

片剂：每片重 0.29g。

【贮藏】 密封。

【药理研究】 本品有抗炎、镇痛及活血化瘀作用。

·**抗炎、镇痛** 追风透骨丸对醋酸所致的小鼠扭体反应、棉球所致大鼠肉芽组织增生及鸡蛋清引起的大鼠关节肿胀均有明显的抑制作用，并可显著延长小鼠热板法致痛的痛阈值，表明追风透骨丸有显著的抗炎、镇痛作用[1]。

·**活血化瘀** 追风透骨丸可缓解血栓形成，改善微循环，降低血浆黏度[1]。

·**毒理** 小鼠对追风透骨丸的最大耐受量为 120g/kg，相当于人临床用量的 78 倍[1]。

【临床报道】 口服追风透骨丸治疗痹病属风寒湿痹证者 230 例，有效率为 91.74%，其中显效以上占 50%，对痹病患者的症状体征有明显改善作用，临床观察过程中未发现该药对血液、心脏、肝脏、肾脏有损害作用，证明追风透骨丸疗效确切，且安全可靠[2]。

【参考文献】

[1] 许实波，项辉. 中成药追风透骨丸的急性毒性及药效学研究 [J]. 中山大学学报论丛，1994，（6）：90-96.

[2] 杨光钦，区文超，罗仁. 追风透骨丸治疗痹病 230 例临床疗效观察 [J]. 中成药，2000，22（10）：706-707.

寒湿痹颗粒（片）

【处方】附子（制）、制川乌、黄芪、桂枝、麻黄、白术（炒）、当归、白芍、威灵仙、木瓜、细辛、甘草（制）。

【功能与主治】祛寒除湿，温通经络。用于肢体关节疼痛，疲困或肿胀，局部畏寒，风湿性关节炎。

【用法与用量】

颗粒剂：开水冲服。一次 3g（无糖型）或 5g（减糖型），一日 3 次。

片剂：口服。一次 4 片，一日 3 次。

【注意事项】孕妇忌服，身热高热者禁用。

【规格】

颗粒剂：每袋装（1）无糖型 3g，（2）减糖型 5g。

片剂：每片重 0.25g。

【贮藏】密封。

【药理研究】本品有抗炎、镇痛及免疫调节作用。

·抗炎、镇痛　湿痹片可减少醋酸刺激所致的小鼠扭体反应次数并延长扭体潜伏期，抑制醋酸所致的小鼠腹腔毛细血管通透性及耳郭肿胀程度[1]。

·免疫调节　寒湿痹片可减轻 Mtb 诱导 SD 大鼠关节炎症及踝关节滑膜的病理改变程度，调节体内 CD4+/CD8+ 免疫平衡[1]。

【参考文献】

[1] 季春，辛增辉，吴启富，等.寒湿痹片抗炎镇痛作用及对关节滑膜病理改变的影响 [J].南方医科大学学报，2009，29（12）：2497-2503.

（三）血瘀气滞证常用中成药品种

701跌打镇痛膏

【处方】土鳖虫、草乌、马钱子、大黄、两面针、黄芩、黄柏、降香、虎杖、冰片、薄荷油、樟脑、水杨酸甲酯、薄荷脑。

【功能与主治】活血止痛，散瘀消肿，祛风胜湿。用于急、慢性扭挫伤，慢性腰腿痛、风湿性关节痛。

【用法与用量】外用。按需要面积剪下药膏，顺着隔粘纸纵纹撕开，贴于洗净揩干之患处，用手按压贴牢；如气温较低时使用，药膏黏性可能降低，应稍加温，使之易于贴牢。

【注意事项】

1．本品为外用药，禁止内服。

2．皮肤破溃或感染处禁用。

3．经期及哺乳期妇女慎用。儿童、年老体弱者应在医师指导下使用。

4．本品不宜长期或大面积使用，用药后皮肤过敏，如出现瘙痒、皮疹等现象时，应停止使用，症状严重者应去医院就诊。

5．对本品过敏者禁用，过敏体质者慎用。

6．每片药膏粘贴时间宜在 10 小时内。

7．拆封后仍未使用的药膏必须密闭保存并放于干燥凉爽处。

【规格】（1）每片 10cm×7cm，（2）每卷 10cm×400cm，（3）每卷 10cm×500cm。

【贮藏】密封。

【药理研究】本品有抗炎、镇痛作用。

701 跌打镇痛膏对小鼠二甲苯诱导的耳肿胀度及大鼠角叉菜胶诱导的足肿胀度有明显的抑制作用，并对热板实验中的小鼠有提高痛阈的作用[1]。

【参考文献】

[1] 左亚杰，宋兴虎，皮晓华，等. 跌打镇痛贴膏抗炎镇痛作用的实验研究 [J]. 湖南中医杂志，2007，23（6）：73-74.

狗皮膏

参见"风寒湿邪痹阻证常用中成药品种"。

活血止痛膏

【处方】 干姜、山奈、白芷、甘松、大黄、生天南星、生半夏、没药、乳香、冰片、薄荷脑等 28 味。

【功能与主治】 活血止痛，舒筋通络。用于筋骨疼痛，肌肉麻痹，痰核流注，关节酸痛。

【用法与用量】 外用，贴患处。

【注意事项】

1. 本品为外用药，禁止内服。

2. 忌食生冷、油腻食物。

3. 皮肤破溃或感染处禁用。

4. 经期及哺乳期妇女慎用。儿童、年老体弱者应在医师指导下使用。

5. 本品不宜长期或大面积使用，用药后皮肤过敏，如出现瘙痒、皮疹等现象时，应停止使用，症状严重者应去医院就诊。

6. 对本品及酒精过敏者禁用，过敏体质者慎用。

【规格】（1）5cm×6.5cm，（2）7cm×10cm。

【贮藏】密封，置阴凉处。

骨通贴膏

参见"风寒湿邪痹阻证常用中成药品种"。

青鹏软膏

【处方】棘豆、亚大黄、铁棒锤、诃子（去核）、毛诃子、余甘子、安息香、宽筋藤、人工麝香。

【功能与主治】活血化瘀，消肿止痛。用于风湿性关节炎、类风湿关节炎、骨关节炎、痛风、急慢性扭挫伤、肩周炎引起的关节、肌肉肿胀疼痛及皮肤瘙痒、湿疹。

【用法与用量】外用。取本品适量涂于患处，一日2次。

【注意事项】

1．请勿口服。

2．破损皮肤禁用。

3．孕妇禁用。

【规格】每支装15g，20g，30g，35g，40g，50g，55g，100g。

【贮藏】密闭，置阴凉处。

【药理研究】本品有抗炎、镇痛作用。

奇正青鹏软膏可抑制福尔马林所致炎性疼痛模型大鼠的疼痛，并降低血清 NO 水平、提高血浆 β-EP 的水平[1]。

【临床报道】奇正青鹏软膏治疗膝关节骨性关节炎42例，总有效率为92.9%，治疗期间无皮肤刺激、皮肤过敏和皮肤毒性反应，未发生与药物有关的不良反应[2]。

【参考文献】

[1] 许文频，王欣，李敏，等. 比较研究奇正青鹏软膏与辣椒碱软膏的抗炎镇痛作用及机制 [J]. 中国临床药理学与治疗学，2010，15（10）：1100-1104.

[2] 屈留新. 奇正青鹏软膏治疗膝关节骨性关节炎 42 例 [J]. 中医杂志，2011，52（24）：2137-2138.

消痛贴膏

【处方】 独一味、姜黄等。

【功能与主治】 活血化瘀，消肿止痛。用于急慢性扭挫伤、跌打瘀痛、骨质增生、风湿及类风湿疼痛、落枕、肩周炎、腰肌劳损和陈旧性伤痛。

【用法与用量】 外用。将小袋内润湿剂均匀涂于药垫表面，润湿后直接敷于患处或穴位。每贴敷 24 小时。

【注意事项】

1. 开放性创伤忌用，皮肤破伤处不宜使用，皮肤过敏者停用。

2. 孕妇慎用。小儿、年老患者应在医师指导下使用。

3. 对本品过敏者禁用，过敏体质者慎用。

【规格】 每贴装（1）1.2g，（2）1g。

【贮藏】 密封。

【临床报道】

1. 将符合骨性关节炎的 490 例患者随机分为试验组和对照组，分别使用奇正消痛贴膏和活血止痛膏，试验组和对照组的总疗效有显著性差异（$P < 0.01$），且试验组较优[1]。

2. 将 92 例骨性关节炎患者随机分为治疗组（奇正消痛贴膏）

和对照组（骨质增生一贴灵），研究结果表明：治疗组 58 例，显效 21 例，有效 35 例，无效 2 例，总有效率 96.55%；对照组 34 例，显效 8 例，有效 23 例，无效 3 例，总有效率 91.18%，两组间有效率差异有统计学意义，试验组优于对照组[2]。

【参考文献】

[1] 李谦. 奇正消痛贴膏治疗骨性关节炎 490 例 [J]. 中国中医药现代远程教育，2011，9（20）：132-133.

[2] 卢文海，周冰，李强. 奇正消痛贴膏治疗骨性关节炎的临床疗效分析 [J]. 中国实用医药，2011，6（12）：39-40.

骨刺宁胶囊（片）

【处方】 三七、土鳖虫。

【功能与主治】 活血化瘀，通络止痛。用于治疗颈椎病、腰椎骨质增生症的瘀阻脉络证，具有缓解疼痛，改善活动功能的作用。

【用法与用量】

胶囊：口服。一次 4 粒，一日 3 次，饭后服。

片剂：口服。一次 3 片，一日 3 次，饭后服。

【禁忌】 孕妇禁用。

【规格】

胶囊：每粒装 0.3g。

片剂：每片重 0.3g。

【贮藏】 密封。

瘀血痹颗粒（胶囊、片）

【处方】 乳香（炙）、威灵仙、红花、丹参、没药（炙）、川牛膝、川草、当归、姜黄、香附（炙）、黄芪（炙）。

【功能与主治】活血化瘀，通络定痛。用于瘀血阻络的痹证，症见肌肉关节疼痛剧烈，多呈刺痛感，部位固定不移，痛处拒按，可有硬节或瘀斑。

【用法与用量】

颗粒剂：开水冲服。一次 10g，一日 3 次。

胶囊：口服。一次 4 粒，一日 3 次；或遵医嘱。

片剂：口服。一次 5 片，一日 3 次；或遵医嘱。

【禁忌】孕妇禁用。

【注意事项】脾胃虚弱及有出血倾向者慎用。

【规格】

颗粒剂：每袋装 10g。

胶囊：每粒装 0.4g。

片剂：每片重 0.5g。

【贮藏】密封。

【临床报道】将确诊的血瘀型膝骨关节炎患者 81 例（共 112 膝），随机分为治疗组和对照组。治疗组采用瘀血痹片口服，对照组予双氯芬酸钠缓释片，对治疗前后膝关节的症状、体征进行评分比较以判断治疗效果。结果表明：治疗组的综合疗效和远期疗效与对照组比较差异有统计学意义（$P < 0.05$），治疗组优于对照组[1]。

【参考文献】

[1] 覃剑，程维，罗锟，等. 瘀血痹片治疗血瘀型膝骨关节炎疗效观察 [J]. 辽宁中医杂志，2011，38（8）：1570-1572.

养血荣筋丸

【处方】当归、何首乌（黑豆酒炙）、赤芍、鸡血藤、桑寄生、铁丝威灵仙（酒炙）、伸筋草、党参、白术（麸炒）等16味。

【功能与主治】养血荣筋，祛风通络。用于跌打损伤日久引起的筋骨疼痛，肢体麻木，肌肉萎缩，关节不利，肿胀等陈旧性疾患。

【用法与用量】口服。一次1～2丸，一日2次。

【禁忌】孕妇忌用。

【注意事项】

1. 6岁以下儿童慎用。

2. 按照用法与用量服用，年老体虚患者应在医师指导下服用。

【规格】每丸重9g。

【贮藏】密闭，防潮。

附二

治疗骨关节炎的常用中成药简表

证型	药物名称	功能	主治病证	用法用量	备注
肝肾亏虚证	抗骨增生胶囊（丸、糖浆、口服液、颗粒）	补腰肾，强筋骨，活血止痛。	用于骨性关节炎肝肾不足、瘀血阻络证，症见关节肿胀、麻木、疼痛、活动受限。	胶囊：口服。一次5粒，一日3次。 丸剂：口服。水蜜丸一次2.2g，小蜜丸一次3g，大蜜丸一次1丸，一日3次。 糖浆：口服。一次10～5ml，一日3次。 口服液：口服。一次10ml，一日3次。 颗粒剂：口服。一次2.5g，一日3次。	胶囊：药典，医保 丸剂：药典 颗粒剂：医保

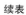

续表

证型	药物名称	功能	主治病证	用法用量	备注
肝肾亏虚证	抗骨增生片	补肾，活血，止痛。	用于肥大性脊椎炎、颈椎病、跟骨刺、增生性关节炎、大骨节病。	口服。一次4片，一日2次。	医保
	益肾蠲痹丸	温补肾阳，益肾壮督，搜风剔邪，蠲痹通络。	用于症见发热，关节疼痛、肿大、红肿热痛、屈伸不利，肌肉疼痛、瘦削或僵硬、畸形的顽痹（类风湿关节炎）。	口服。一次8g，疼痛剧烈可加至12g，一日3次，饭后温开水送服。	医保
	藤黄健骨胶囊（丸、片）	补肾，活血，止痛。	用于肥大性脊椎炎、颈椎病、跟骨刺、增生性关节炎、大骨节病。	胶囊：口服。一次4~6粒，一日2次。丸剂：口服。浓缩水蜜丸一次10~15丸，浓缩大蜜丸一次1~2丸，一日2次。片剂：口服。一次3~6片，一日2次。	胶囊：医保丸剂：医保片剂：医保
	仙灵骨葆胶囊（片）	滋补肝肾，接骨续筋，强身健骨。	用于骨质疏松和骨质疏松症，骨关节炎，骨无菌性坏死等。	胶囊：口服。一次3粒，一日2次，4~6周为一疗程；或遵医嘱。片剂：口服。一次3片，一日2次，4~6周为一疗程；或遵医嘱。	胶囊：基药，医保片剂：医保
	骨康胶囊	滋补肝肾，强筋壮骨，通络止痛。	用于骨折、骨性关节炎、骨质疏松症属肝肾不足、经络瘀阻者。	口服。一次3~4粒，一日3次。	医保
	金天格胶囊	具有健骨作用。	用于腰背疼痛，腰膝酸软，下肢痿弱，步履艰难等症状的改善。	口服。一次3粒，一日3次。3个月为一个疗程。	医保

证型	药物名称	功 能	主治病证	用法用量	备注
肝肾亏虚证	尪痹颗粒（片、胶囊）	补肝肾，强筋骨，祛风湿，通经络。	用于肝肾不足、风湿阻络所致的尪痹，症见肌肉、关节疼痛，局部肿大、僵硬畸形，屈伸不利，腰膝酸软，畏寒乏力；类风湿关节炎见上述证候者。	颗粒剂：开水冲服。规格（1）、（2）一次6g，一日3次。 片剂：口服。规格（1）一次7～8片，规格（2）一次4片，一日3次。 胶囊：口服。一次5粒，一日3次。	颗粒剂：药典，基药，医保 片剂：药典，基药，医保 胶囊：医保
	壮腰健肾丸（片、口服液）	壮腰健肾，祛风活络。	用于肾亏腰痛，风湿骨痛，膝软无力，神经衰弱，小便频数。	丸剂：口服。一次1丸，一日2～3次。 片剂：口服。一次4片，一日2～3次。 口服液：口服。一次10ml，一日3次。	丸剂：医保 片剂：医保
	附桂骨痛胶囊（颗粒、片）	温阳散寒，益气活血，消肿止痛。	用于阳虚寒湿型颈椎及膝关节增生性关节炎。症见局部骨节疼痛、屈伸不利、麻木或肿胀，遇热则减，畏寒肢体冷等。	胶囊：口服。一次4～6粒，一日3次，饭后服，疗程3个月；如需继续治疗，必须停药1个月后遵医嘱用。 颗粒剂：口服。一次5g，一日3次，饭后服，疗程3个月；如需继续治疗，必须停药1个月后遵医嘱服用。 片剂：口服。一次6片，一日3次，饭后服，疗程3个月；如需继续治疗，必须停药1个月后遵医嘱服用。	胶囊：医保 颗粒剂：医保 片剂：医保
	代温灸膏	温通经脉，散寒镇痛。	用于风寒阻络所致腰背、四肢关节冷痛及风寒内停引起的脘腹冷痛，虚寒泄泻；慢性虚寒性胃肠炎，慢性风湿性关节炎见上述证候者。	外用。根据病证，按穴位贴一张。	药典，医保

证型	药物名称	功能	主治病证	用法用量	备注
肝肾亏虚证	健步强身丸	补肾健骨，宣痹止痛。	用于肝肾阴虚、风湿阻络引起的筋骨痿软，腰膝酸痛，足膝无力，行步艰难。	淡盐汤或温开水送服。水蜜丸一次 6g，大蜜丸一次 1 丸，一日 2 次。	
风寒湿邪痹阻证	复方南星止痛膏	散寒除湿，活血止痛。	用于骨性关节炎属寒湿瘀阻证，症见关节疼痛肿胀，功能障碍，遇寒加重，舌质暗淡或瘀斑。	外贴。选最痛部位，最多贴 3 个部位，贴 24 小时，隔日 1 次，共贴 3 次。	医保，基药
	代温灸膏	见 40 页	同前	同前	同前
	伤湿止痛膏	祛风湿，活血止痛。	用于风湿痛，关节、肌肉痛，扭伤。	外用，贴于患处。	药典
	狗皮膏	祛风散寒，活血止痛。	用于风寒湿邪、气血瘀滞所致的痹病，症见四肢麻木、腰腿疼痛、筋脉拘挛，或跌打损伤、闪腰岔气、局部肿痛；或寒湿瘀滞所致的脘腹冷痛、行经腹痛、寒湿带下、积聚痞块。	外用。用生姜擦净患处皮肤，将膏药加温软化，贴于患处或穴位。	药典，基药，医保
	寒痛乐熨剂	祛风散寒，舒筋活血。	用于风寒湿痹，腰腿疼。	外用，一日 1 次。将外袋剪开，取出药袋，晃动数次，使药物充分松散，接触空气，手摸有热感时，置于固定袋内，覆盖于痛患处，每袋可发热不少于 15 小时，产热过程中，如有结块，用手轻轻揉散。	

证型	药物名称	功能	主治病证	用法用量	备注
风寒湿邪痹阻证	麝香壮骨膏	镇痛，消炎。	用于风湿痛、关节痛、腰痛、神经痛、肌肉酸痛、扭伤、挫伤。	外用，贴患处。将患处皮肤表面洗净，擦干，撕去覆盖在膏布上的隔离层，将膏面贴于患处的皮肤上，天冷时，可辅以按摩与热敷。	
	骨通贴膏	祛风散寒，活血通络，消肿止痛。	用于骨痹属寒湿阻络兼血瘀证之局部关节疼痛、肿胀、麻木重着、屈伸不利或活动受限；退行性骨性关节炎见上述证候者。	外用，贴于患处。贴用前，将患处皮肤洗净；贴用时，将膏布的弹力方向与关节活动方向一致；7天为一疗程，或遵医嘱。	医保
	大活络丸（胶囊）	祛风，舒筋，活络，除湿。	用于风寒湿痹引起的肢体疼痛，手足麻木，筋脉拘挛，中风瘫痪，口眼歪斜，半身不遂，言语不清。	丸剂：温黄酒或温开水送服。一次1~2丸，一日2次。 胶囊：口服。一次4粒，一日3次。	丸剂：医保 胶囊：医保
	小活络丸（片）	祛风散寒，化痰除湿，活血止痛。	用于风寒湿邪闭阻、痰瘀阻络所致的痹病，症见肢体关节疼痛，或冷痛，或刺痛，或疼痛夜甚、关节屈伸不利、麻木拘挛。	丸剂：黄酒或温开水送服。一次1丸，一日2次。 片剂：口服。一次4片，一日2次。	丸剂：基药、药典、医保 片剂：基药、医保
	风湿骨痛胶囊（颗粒、片）	温经散寒，通络止痛。	用于寒湿闭阻经络所致的痹病，症见腰脊疼痛、四肢关节冷痛；风湿性关节炎见上述证候者。	胶囊：口服。一次2~4粒，一日2次。 颗粒剂：口服。一次1~2袋，一日2次。 片剂：口服。一次4~6片，一日2次。	胶囊：药典、医保 颗粒剂：医保 片剂：医保
	追风透骨丸（胶囊、片）	祛风除湿，通经活络，散寒止痛。	用于风寒湿痹，肢节疼痛，肢体麻木。	丸剂：口服。一次6g，一日2次。 胶囊：口服。一次4粒，一日2次。 片剂：口服。一次4片，一日2次。	丸剂：药典、医保

证型	药物名称	功能	主治病证	用法用量	备注
风寒湿邪痹阻证	寒湿痹颗粒（片）	祛寒除湿，温通经络。	用于肢体关节疼痛，疲困或肿胀，局部畏寒，风湿性关节炎。	颗粒剂：开水冲服。一次3g（无糖型）或5g（减糖型），一日3次。片剂：口服。一次4片，一日3次。	颗粒剂：医保片剂：医保
血瘀气滞证	701跌打镇痛膏	活血止痛，散瘀消肿，祛风胜湿。	用于急、慢性扭挫伤，慢性腰腿痛、风湿性关节痛。	外用。按需要面积剪下药膏，顺着隔粘纸纵纹撕开，贴于洗净揩干之患处，用手按压贴牢；如气温较低时使用，药膏黏性可能降低，应稍加温，使之易于贴牢。	药典
	狗皮膏	见41页	同前	同前	同前
	活血止痛膏	活血止痛，舒筋通络。	用于筋骨疼痛，肌肉麻痹，痰核流注，关节酸痛。	外用，贴患处。	医保
	骨通贴膏	见42页	同前	同前	同前
	青鹏软膏	活血化瘀，消肿止痛。	用于风湿性关节炎、类风湿关节炎、骨关节炎、痛风、急慢性扭挫伤、肩周炎引起的关节、肌肉肿胀疼痛及皮肤瘙痒、湿疹。	外用。取本品适量涂于患处，一日2次。	医保
	消痛贴膏	活血化瘀，消肿止痛。	用于急慢性扭挫伤、跌打瘀痛、骨质增生、风湿及类风湿疼痛、落枕、肩周炎、腰肌劳损和陈旧性伤痛。	外用。将小袋内润湿剂均匀涂于药垫表面，润湿后直接敷于患处或穴位。每贴敷24小时。	医保

证型	药物名称	功能	主治病证	用法用量	备注
血瘀气滞证	骨刺宁胶囊（片）	活血化瘀，通络止痛。	用于治疗颈椎病、腰椎骨质增生症的瘀阻脉络证，具有缓解疼痛，改善活动功能的作用。	胶囊：口服。一次4粒，一日3次，饭后服。片剂：口服。一次3片，一日3次，饭后服。	胶囊：药典，医保片剂：医保
	瘀血痹颗粒（胶囊、片）	活血化瘀，通络定痛。	用于瘀血阻络的痹证，症见肌肉关节疼痛剧烈，多呈刺痛感，部位固定不移，痛处拒按，可有硬节或瘀斑。	颗粒剂：开水冲服。一次10g，一日3次。胶囊剂：口服。一次4粒，一日3次；或遵医嘱。片剂：口服。一次5片，一日3次；或遵医嘱。	颗粒剂：药典，医保胶囊：药典，医保片剂：医保
	养血荣筋丸	养血荣筋，祛风通络。	用于跌打损伤日久引起的筋骨疼痛，肢体麻木，肌肉萎缩，关节不利，肿胀等陈旧性疾患。	口服。一次1~2丸，一日2次。	药典，医保

软组织损伤

软组织损伤是指皮肤、皮下组织、筋膜、肌肉、肌腱韧带、骨膜、关节囊等软组织合并周围神经血管的损伤，为骨科常见病、多发病。临床主要表现为局部肿胀、疼痛，功能障碍，青紫瘀斑等。

软组织损伤分为急性损伤和慢性损伤两类。急性损伤发生原因与外伤、劳动或运动有关，表现为人体的皮肤、皮下组织、肌肉等受到暴力撞击，强力扭转，牵拉压迫等所引起的损伤，但没有骨折、脱位现象发生。临床上常见于踝关节扭伤、急性腰扭伤、掌指关节扭挫伤等。急性损伤后遗症和慢性劳损形成肌肉、筋膜和肌腱致骨骼附着处的粘连、挛缩等病理改变，此改变带来的无菌性炎症对神经和神经根、干和末梢形成化学性刺激，慢性损伤多与此化学性刺激有关。临床上常见于腰肌劳损、棘上韧带损伤、骶髂关节损伤等。

软组织损伤最主要的症状为局部疼痛，体征上部分急性损伤患者可见损伤部位肿胀，或有青紫瘀斑；损伤部位活动大多受限。实验室检查及 X 线检查多无明显异常或仅见局部软组织肿胀。

现代医学临床常根据病情多采用非甾体类抗炎药物进行治疗，如消炎痛（吲哚美辛）、布洛芬、芬必得、扶他林等。

本病中医称之为"筋伤"，是由急性损伤或慢性劳损致使气血不和，筋脉拘急而引起。

一、中医病因病机分析及常见证型

中医学认为软组织损伤致病因素早期多为外伤，属气血失调或运行逆乱、脉络阻滞，具有气滞、血瘀、络阻的特点，后期多为肝肾亏虚、气血不足，复感风寒湿等外邪，肌肤失养，不荣则痛。本病可辨证分为血瘀气滞、肝肾亏虚、风寒湿阻及气血两虚四个证型。

二、辨证选择中成药

1. 血瘀气滞证

【临床表现】局部疼痛，多为刺痛或胀痛，痛有定处，拒按，夜间痛甚，关节活动受限，有或无局部肿胀、瘀点瘀斑。舌质紫黯或有瘀斑，脉多细涩或弦涩。

【辨证要点】刺痛或胀痛，痛有定处，拒按，夜间痛甚。舌质紫黯或有瘀斑，脉多细涩或弦涩。

【病机简析】外伤及慢性劳损均可伤及经络，气血逆乱，血溢脉外，故可见局部肿胀、瘀点瘀斑；瘀血停积，脉络不通，气机阻滞，不通则痛，故可见刺痛或胀痛，痛有定处；因按压使气机更加阻滞，疼痛加剧而拒按；夜间阴气盛，阴血凝滞，故可见夜间痛甚。

【治法】活血化瘀，行气止痛。

【辨证选药】可选口服回生第一散、跌打七厘片（散）、云南白药胶囊（散）、龙血竭散（胶囊、片）、活血止痛散（胶囊）、三七胶囊（片）、独一味胶囊（片、颗粒）、瘀血痹颗粒（胶囊、片）等，外用活血止痛膏、云南白药膏（酊、气雾剂）、701跌打镇痛膏、伤科灵喷雾剂、骨友灵擦剂、治伤软膏、青鹏软膏、消痛贴膏等。

此类中成药的组方多由血竭、红花、桃仁、乳香、没药、冰片、龙血竭、三七、当归、马钱子等药物组成，可发挥良好的活血散瘀，消肿止痛的作用。

2. 肝肾亏虚证

【临床表现】局部酸痛，喜揉喜按，足膝无力，遇劳更甚，卧则减轻，常反复发作。偏阳虚者面色㿠白，手足不温，少气懒言，腰腿发凉，舌质淡，脉沉细。偏阴虚者心烦失眠，咽干口渴，面色潮红，倦怠乏力，舌红少苔，脉弦细数。

【辨证要点】局部酸痛，喜揉喜按，足膝无力，常反复发作。偏阳虚者面色㿠白，腰腿发凉；偏阴虚者心烦失眠，咽干口渴。

【病机简析】肝肾亏虚则气血津液运行无力，肌肉失去濡养，不通则痛，不荣则痛，故可见肌肉酸痛，足膝无力，反复发作。偏阳虚者，阳虚则气血运行无力，不能温煦、营养机体，故可见面色㿠白，腰腿发凉；偏阴虚者，阴虚则津液不足，机体失其滋润、濡养，故可见心烦失眠，咽干口渴。

【治法】强腰益肾，活血通络。偏肾阳虚者，治以补肾活血，化瘀止痛；偏肝肾阴虚者，治以滋补肝肾。

【辨证选药】无明显的阴阳偏虚者，用金天格胶囊；偏肾阳虚者，应用右归丸；偏肝肾阴虚者，应用左归丸等。

此类中成药的组方常以附子、肉桂、鹿角胶等温补肾阳，熟地黄、枸杞子、山茱萸、山药滋阴益肾，养肝补脾，可发挥良好的滋补肝肾作用。

3. 风寒湿阻证

【临床表现】多有感受风寒、涉水或居住环境潮湿阴凉等诱因。症状可见局部酸痛或冷痛重着，僵硬，活动受限。得温痛减，静卧不减，遇寒及阴雨天加重。转侧不利，伴恶寒怕冷，苔薄白腻，脉弦紧或沉。

【辨证要点】酸痛或冷痛重着，得温痛减，遇寒及阴雨天加重。

【病机简析】慢性劳损多伴有肝肾亏虚，易于感受风寒湿邪侵袭，其中风性开泄，使腠理分张，寒性收引凝滞，湿性重浊不化，客于筋肉经络，阻闭气血，营卫不通，不通则痛，故可见酸痛或冷痛重着，得温痛减，遇寒及阴雨天加重。

【治法】祛风除湿，散寒止痛。

【辨证选药】可选用口服虎力散（胶囊、片）、同仁大活络丸、小活络丸（片）。外用伤湿止痛膏、狗皮膏、寒痛乐熨剂、骨通贴膏、正红花油、代温灸膏等。

此类中成药的组方多由制川乌、制草乌、麻黄、桂枝、威灵仙、元胡、天南星、三七等药物组成，可发挥良好的祛风除湿，散寒止痛的作用。

4. 气血两虚证

【临床表现】局部隐痛，时轻时重，劳累后疼痛加重，休息后缓解，伴有面色无华，疲倦乏力，自汗气短，舌淡苔少，脉细弱。

【辨证要点】隐痛，时轻时重，劳累后加重，伴有气短乏力。

【病机简析】软组织损伤后形成血瘀，瘀血不去，新血不生，日久可导致气血两虚，气血不足则机体组织失其濡养，机体功能减退，不荣则痛，故可见隐痛，气短乏力，劳动时耗血耗气，故见劳累后加重。

【治法】益气养血，活血止痛。

【辨证选药】可选用口服痹祺胶囊、养血荣筋丸等。

此类中成药的组方常以党参、茯苓、白术、丹参等益气养血，三七、马钱子等活血止痛，从而起到良好的益气养血，活血止痛的作用。

三、用药注意

临床选药必须以辨证论治的思想为指导，针对不同证型，选择与其相对证的药物，并嘱患者适当休息，制动，不要急于过早活动，才能收到较为满意的疗效。患者如正在服用其他药品，应当告知医师或药师；还需避风寒，加强功能锻炼，防止外伤；饮食宜清淡，切忌肥甘油腻食物，以防影响药效的发挥。药品贮藏宜得当，存于阴凉干燥处，药品性状发生改变时禁止服用。药品必须妥善保管，放在儿童不能接触的地方，以防发生意外。儿童若需用药，务请咨询医师，并必须在成人的监护下使用。对于具体药品的饮食禁忌、配伍禁忌、妊娠禁忌、证候禁忌、病证禁忌、特殊体质禁忌、特殊人群禁忌等，各药品具体内容中均有详细介绍，用药前务必仔细阅读。

附一

常用治疗软组织损伤的中成药药品介绍

（一）血瘀气滞证常用中成药品种

回生第一散

【处方】土鳖虫、当归尾、血竭、乳香（醋炙）、麝香、自然铜（煅醋淬）、朱砂。

【功能与主治】活血散瘀，消肿止痛。用于跌打损伤，闪腰岔气，伤筋动骨，皮肤青肿，血瘀疼痛。

【用法与用量】用黄酒或温开水送服。一次1g，一日2～3次。

【禁忌】孕妇禁用。

【注意事项】不宜久服。

【规格】每瓶装1g。

【贮藏】密封。

跌打七厘片（散）

【处方】当归（酒炙）、红花、乳香（醋炙）、没药（醋炙）、血竭、三七、人工麝香、冰片、朱砂、儿茶。

【功能与主治】活血，散瘀，消肿，止痛。用于跌打损伤，外伤出血。

【用法与用量】

片剂：口服。一次 1 ~ 3 片，一日 3 次；亦可用酒送服。

散剂：口服。一次 0.5 ~ 1g，一日 2 ~ 3 次；亦可用酒送服。外用，调敷患处。

【禁忌】肝肾功能不全、造血系统疾病患者，孕妇及哺乳期妇女禁用。

【注意事项】

1. 本品含朱砂，不宜长期服用；本品为处方药，须在医师指导下使用。

2. 服用本品应定期检查血、尿中汞离子浓度，检查肝、肾功能，超过规定限度者立即停用。

3. 儿童一般不宜使用，对高热急惊患者要严格控制疗程。

【规格】

片剂：每片重 0.3g。

散剂：每瓶（袋）装 1.5g。

【贮藏】密封。

【临床报道】将 456 例急性软组织损伤患者随机分为两组。治疗组 342 例服用跌打七厘片，对照组 114 例服用复方三七胶囊，疗程均为 10d。在治疗前后观察疼痛、肿胀、瘀斑、压痛、功能障碍的积分变化情况；同时进行肝肾功能，血、尿、粪常规及血汞、尿汞的检验评价药物使用安全性。结果：治疗组痊愈率 72.3%，显效率 16.4%，对照组痊愈率 60.7%、显效率 19.6%，2 组比较差异有统计学意义（$P < 0.05$）；治疗组和对照组在疼痛、瘀斑、压痛、功能障碍、口干、失眠方面比较差异有统计学意义（$P < 0.05$）；在肿胀、便秘方面治疗组与对照组比较差异无统计学意义（$P > 0.05$）[1]。

【参考文献】

[1] 姚康群，余大鹏.跌打七厘片治疗急性软组织损伤的临床观察 [J]. 中国中医骨伤科杂志，2011，19（6）：25-27.

云南白药胶囊（散）

【处方】 略（保密方）。

【功能与主治】 化瘀止血，活血止痛，解毒消肿。用于跌打损伤，瘀血肿痛，吐血、咳血、便血、痔血、崩漏下血、手术出血，疮疡肿毒及软组织挫伤，闭合性骨折，支气管扩张及肺结核咳血，溃疡病出血，以及皮肤感染性疾病。

【用法与用量】

散剂：刀、枪、跌打诸伤，无论轻重，出血者用温开水送服；瘀血肿痛与未流血者用酒送服；妇科各症，用酒送服；但月经过多、红崩，用温水送服。毒疮初起，服 0.25g，另取药粉，用酒调匀，敷患处，如已化脓，只需内服。其他内出血各症均可内服。

口服。一次 0.25 ~ 0.5g，一日 4 次（2 ~ 5 岁按 1/4 剂量服

用；6～12岁按1/2剂量服用）。凡遇较重的跌打损伤可先服保险子1粒，轻伤及其他病症不必服。

胶囊：刀、枪、跌打诸伤，无论轻重，出血者用温开水送服；瘀血肿痛与未流血者用酒送服；妇科各症，用酒送服；但月经过多、红崩，用温水送服。毒疮初起，服1粒，另取药粉，用酒调匀，敷患处，如已化脓，只需内服。其他内出血各症均可内服。

口服。一次1～2粒，一日4次（2～5岁按1/4剂量服用；6～12岁按1/2剂量服用）。凡遇较重的跌打损伤可先服保险子1粒，轻伤及其他病症不必服。

【禁忌】孕妇禁用，严重心律失常患者不宜使用。

【注意事项】

1．保险子放置在标有"保险子"字样的小瓶内，使用时将上盖及下体分离即可将其取出；切勿吞服小瓶。

2．服药一日内，忌食蚕豆、鱼类及酸冷食物。

3．外用前务必清洁创面。

【规格】

散剂：每瓶装4g。

胶囊：每粒装0.25g，保险子2粒。

【贮藏】密封。

【药理与毒理】本品具有增加心肌供血、加强免疫力、止血及活血作用。

·**增加心肌供血** 蔡锡麟等研究发现：云南白药在一定情况下可以增加心肌营养性供血量[1]。

·**加强免疫力** 可显著增加肝脾细胞中吞噬细胞的吞噬能力[1]。

　·止血及活血作用　宫斌等研究发现：云南白药可明显减低大鼠血浆中前列腺素 PGI_2 的水解产物 6-keto-PGF_1 含量，具有明显止血作用；云南白药能对抗高分子右旋糖酐所致的血流减慢及 RBC 凝聚，提示云南白药具有止血和活血双向调节作用[2]。

【参考文献】

[1] 蔡锡麟，许钟英 . 云南白药的药理研究 [J]. 中成药，1982（8）：37.

[2] 宫斌，刘春元，魏洪昌，等 . 云南白药止血及活血作用的药理研究 [J]. 四川生理科学杂志，1988（4）：50.

云南白药膏

【处方】略（保密方）。

【功能与主治】活血散瘀，消肿止痛，祛风除湿。用于跌打损伤，瘀血肿痛，风湿疼痛等症。

【用法与用量】贴患处。

【禁忌】孕妇慎用。

【注意事项】

1．皮肤破伤处不宜使用。

2．皮肤过敏者停用。

3．每次贴於皮肤的时间少于 12 小时，使用中发生皮肤发红，瘙痒等轻微反应时可适当减少粘贴时间。

4．小儿、年老患者应在医师指导下使用。

5．对本品过敏者禁用，过敏体质者慎用。

【规格】（1）6.5cm×10cm，（2）6.5cm×4cm。

【贮藏】密闭，置阴凉处。

云南白药酊

【处方】 略（保密方）。

【功能与主治】 活血散瘀，消肿止痛。用于跌打损伤，风湿麻木，筋骨及关节疼痛，肌肉酸痛及冻伤等症。

【用法与用量】

口服。常用量一次 3 ～ 5ml，一日 3 次，极量一次 10ml。

外用。取适量擦揉患处，一次 3 分钟左右，一日 3 ～ 5 次，可止血消炎；风湿筋骨疼痛，蚊虫叮咬，Ⅰ、Ⅱ度冻伤可擦揉患处数分钟，一日 3 ～ 5 次。

【规格】 每瓶装 50ml。

云南白药气雾剂

【处方】 三七、重楼等经加工制成的气雾剂。

【功能与主治】 活血散瘀，消肿止痛。用于跌打损伤，瘀血肿痛，肌肉酸痛及风湿性关节疼痛等症。

【用法与用量】 外用。喷于伤患处，一日 3 ～ 5 次。

【规格】 气雾剂，每瓶装 85g；保险液，每瓶装 30g。

【临床报道】 罗颖等比较云南白药气雾剂及中药外敷治疗急性软组织损伤的临床疗效，发现云南白药气雾剂治疗急性软组织损伤的治愈率为 95%，对照组治愈率为 87.5%，两组比较治愈率差异有统计学意义[1]。

【参考文献】

[1] 罗颖，崔淑兰.云南白药气雾剂治疗急性软组织损伤的疗效观察 [J].齐齐哈尔医学院报，2012，33（5）：586-587.

龙血竭片（胶囊、散）

【处方】 龙血竭。

【功能与主治】 活血散瘀，定痛止血，敛疮生肌。用于跌打损伤，瘀血作痛，妇女气血凝滞，外伤出血，脓疮久不收口，以及慢性结肠炎所致的腹痛、腹泻等症。

【用法与用量】

片剂：口服。一次 4 ~ 6 片，一日 3 ~ 4 次；或遵医嘱。

胶囊：口服。一次 4 ~ 6 粒，一日 3 次；或遵医嘱。

散剂：用酒或温开水送服，一次 1.2g，一日 4 ~ 5 次；水煎服，一次 4.8 ~ 6.0g，一日 1 次；外用适量，敷患处或用酒调敷患处。

【注意事项】 饭前服用，用药期间忌食酸、碱性食物。

【禁忌】 孕妇忌服。

【规格】

片剂：基片重 0.4g。

胶囊：每粒装 0.3g，每板装 12 粒，每盒装 2 板。

散剂：每袋装 1.2g。

【贮藏】 密闭，置阴凉处。

【药理研究】 本品具有镇痛、保护心肌细胞、活血、抗氧化、止血作用。

·**镇痛作用** 龙血竭及其单体化合物可通过抑制 WDR 神经元放电而阻断疼痛经过脊髓背角的传导，产生镇痛效应[1]。

·**保护心肌细胞** 在缺氧/复氧（$Na_2S_2O_4$）模型或过氧化物（H_2O_2）损伤时，龙血竭能显著降低培养液中 LDH 浓度，增强受损细胞活力，保护受损心肌细胞，其机制可能是清除或抑制自由基对心肌细胞的损伤[2]。

·活血作用 龙血竭提取物体外抗血小板聚集实验结果显示：3 种提取物对血小板聚集均有一定抑制作用，而 3,4'-二羟基-5-甲氧基二苯乙烯的抑制作用最大，剑叶龙血素 A、龙血素 B 与阿司匹林相当[3]。

·抗氧化作用 龙血竭具有显著的抗氧化作用，其抗炎作用可能与清除自由基有关[4]。

·止血作用 龙血竭通过降低绒毛组织中 NOS 活性，使 NO 合成减少，从而减弱 NO 舒张血管和对血小板聚集的抑制作用，减少出血[5]。

【临床报道】 对龙血竭胶囊治疗软组织挫伤 230 例进行观察发现：实验组（龙血竭散）总有效率为 96.5%，对照组（跌打丸）为 83.5%，两组间有显著差别（$P < 0.01$），本实验组用药后体内拮抗氧自由基的主要体系——总抗氧化能力有显著提高[6]。

【参考文献】

[1] 郭敏，陈素，刘向明. 龙血竭抑制大鼠脊髓背角广动力范围神经元诱发放电的药效物质 [J]. 中国科学 C 辑：生命科学，2008，38（12）：1130-1142.

[2] 邓嘉元，李运曼，方伟蓉. 龙血竭总黄酮对乳鼠损伤心肌细胞的保护作用 [J]. 中国天然药物，2006，4（5）：373-376.

[3] 张天宝，吕敬慈，雍克岚，等. 广西龙血竭中几种化学成分对血小板聚集影响的初步研究 [J]. 天然产物研究与开发，2008，20（4）：695-697.

[4] 师梅梅，杨建雄. 龙血竭胶囊的体外抗氧化研究 [J]. 中成药，2007，29（11）：1591-1594.

[5] 陶鑫焱，李小毛，龚再玉．龙血竭胶囊对早孕绒毛组织中一氧化氮的影响 [J]．现代预防医学，2007，34（12）：2222-2223.

[6] 王贵红，李江琳，郑兰东，等．龙血竭胶囊治疗软组织挫伤 230 例 [J]．第四军医大学学报，2005，26（19）：1770.

活血止痛散（胶囊）

【处方】当归、三七、乳香（制）、冰片、土鳖虫、煅自然铜。

【功能与主治】活血散瘀，消肿止痛。用于跌打损伤，瘀血肿痛。

【用法与用量】

散剂：用温黄酒或温开水送服。一次 1.5g，一日 2 次。

胶囊：用温黄酒或温开水送服。规格（1）一次 6 粒，一日 2 次；或一次 4 粒，一日 3 次。规格（2）一次 3 粒，一日 2 次。

【注意事项】

1．孕妇及 6 岁以下儿童禁用。

2．肝肾功能异常者禁用。

3．按照用法用量服用。饮酒不适者可用温开水送服。

【禁忌】孕妇忌服。

【规格】

散剂：每袋（瓶）装 1.5g。

胶囊：每粒装（1）0.25g，（2）0.5g。

【贮藏】密闭，置阴凉处。

活血止痛膏

【处方】干姜、山奈、白芷、甘松、大黄、生天南星、生半夏、没药、乳香、冰片、薄荷脑等 28 味。

【功能与主治】活血止痛，舒筋通络。用于筋骨疼痛，肌肉麻痹，痰核流注，关节酸痛。

【用法与用量】贴患处。

【不良反应】偶见局部皮肤潮红、瘙痒或丘疹。

【禁忌】孕妇禁用。

【注意事项】

1．本品为外用药，禁止内服。

2．忌食生冷、油腻食物。

3．皮肤破溃或感染处禁用。

4．经期及哺乳期妇女慎用。儿童、年老体弱者应在医师指导下使用。

5．本品不宜长期或大面积使用，用药后皮肤过敏如出现瘙痒、皮疹等现象时，应停止使用，症状严重者应去医院就诊。服药过程中一旦发现有过敏性皮炎、荨麻疹或其他过敏现象者立即停药。

6．对本品及酒精过敏者禁用，过敏体质者慎用。

【规格】7cm×10cm。

【贮藏】密闭，置阴凉处。

【临床报道】将 246 例急性软组织损伤患者分为治疗组（130例）和对照组（116例），治疗组外敷活血止痛膏，对照组外用青鹏膏，治疗 9 天。结果：治疗组的总显效率为 83.8%，对照组的总显效率为 72.4%，两组治疗后 3 天的疼痛、肿胀、瘀斑、功能障碍总积分均显出与治疗前有显著性减小，统计学显示有显著性差异（$P < 0.05$）。

【参考文献】

[1] 陈军军，袁建迪．活血止痛膏治疗急性软组织损伤临床疗效观察 [J]．中医药学报，2010，38（3）：121-122.

三七胶囊（片）

【处方】 三七。

【功能与主治】 散瘀止痛，消肿定痛。用于外伤出血，跌扑肿痛。

【用法与用量】

胶囊：口服。一次6～8粒，一日2次。

片剂：口服。规格（1）小片，一次4～12片；规格（2）大片，一次2～6片，一日3次。

【禁忌】 孕妇慎用。

【注意事项】

1．肝肾功能异常者禁用。

2．6岁以下儿童慎用。

3．按照用法与用量服用，小儿及年老体弱者应在医师指导下服用。

【规格】

胶囊：每粒装0.3g。

片剂：每片含三七（1）0.25g，（2）0.5g。

【贮藏】 密闭，置阴凉处。

独一味胶囊（片、颗粒）

【处方】 独一味。

【功能与主治】 活血止痛，化瘀止血。用于多种外科手术后的刀口疼痛、出血，外伤骨折，筋骨扭伤，风湿痹痛以及崩漏、痛经、牙龈肿痛、出血。

【用法与用量】

胶囊、片剂：口服。一次3粒（片），一日3次，7日为一疗程；或必要时服。

颗粒剂：开水冲服。一次1袋，一日3次，7日为一疗程；或必要时服。

【禁忌】 尚不明确。

【注意事项】 孕妇慎用，用后如胃有不适请停药。

【规格】

胶囊：每粒装0.3g。

片剂：（1）薄糖衣，每片重0.28g；（2）糖衣片，片芯重0.26g。

颗粒剂：每袋装2g。

【贮藏】 密封。

【药理研究】 本品具有止血、镇痛、抗炎作用。

· **止血作用** 独一味浸膏对正常小鼠骨髓和马利兰诱导的衰竭小鼠骨髓巨核系祖细胞的增殖均有不同程度促进作用，同时对马利兰诱导的衰竭小鼠外周血血小板数具有一定的提高作用，这表明独一味止血作用机制可能是通过促进骨髓CFU-Meg增殖和提高外周血血小板数来止血[1]；独一味颗粒能显著提高血小板最大聚集率，延长血小板最大聚集时间，减慢解聚速度，缩短小鼠止血或凝血时间、大鼠凝血酶原时间、部分凝血活酶时间，增加纤维蛋白原含量[2]。

·**镇痛抗炎作用** 独一味对热板和醋酸所致的小鼠疼痛反应，对二甲苯致小鼠耳肿胀，对醋酸所致腹腔毛细血管通透性均有明显的抑制作用，说明独一味有镇痛、抗炎作用[3]。

·**毒性** 动物实验表明独一味毒性较小，临床用药比较安全[4]。

【参考文献】

[1] 贾孝荣，王镜.藏药独一味止血机理探讨 [J].甘肃中医学院学报，1994，11（2）：44-46.

[2] 李元静，张月玲，刘近荣，等.独一味颗粒剂的主要药效学研究 [J].中药药理与临床，2005，21（3）：36-39.

[3] 苑伟，宋玉成，梁资富.不同产地藏药独一味的镇痛、抗炎作用比较研究 [J].中国药房，2003，14（12）：716-717.

[4] 王丽娟，赵中，王庆妍.独一味急性毒性实验研究 [J].时珍国医国药，2011，22（1）：256-257.

瘀血痹胶囊（颗粒、片）

【处方】乳香（炙）、威灵仙、红花、丹参、没药（炙）、川牛膝、川草、当归、姜黄、香附（炙）、黄芪（炙）。

【功能与主治】活血化瘀，通络定痛。用于瘀血阻络的痹证，症见肌肉关节疼痛剧烈，多呈刺痛感，部位固定不移，痛处拒按，可有硬节或瘀斑。

【用法与用量】

胶囊：口服。一次4粒，一日3次；或遵医嘱。

颗粒剂：开水冲服。一次10g，一日3次。

片剂：口服。一次5片，一日3次；或遵医嘱。

【禁忌】孕妇禁用。

【注意事项】 脾胃虚弱者慎用。

【规格】

胶囊：每粒装 0.4g。

颗粒剂：每袋装 10g。

片剂：每片重 0.5g。

【贮藏】 密封。

701 跌打镇痛膏

【处方】 土鳖虫、草乌、马钱子、大黄、两面针、黄芩、黄柏、降香、虎杖、冰片、薄荷油、樟脑、水杨酸甲酯、薄荷脑。

【功能与主治】 活血止痛，散瘀消肿，祛风胜湿。用于急、慢性扭挫伤，慢性腰腿痛、风湿性关节痛。

【用法与用量】 外用。按需要面积剪下药膏，顺着隔粘纸纵纹撕开，贴于洗净揩干之患处，用手按压贴牢；如气温较低时使用，药膏黏性可能降低，应稍加温，使之易于贴牢。

【禁忌】 孕妇禁用。

【注意事项】

1．本品为外用药，禁止内服。

2．忌食生冷、油腻食物。

3．皮肤破溃或感染处禁用。

4．经期及哺乳期妇女慎用。儿童、年老体弱者应在医师指导下使用。

5．本品不宜长期或大面积使用，用药后皮肤过敏如出现瘙痒、皮疹等现象时，应停止使用，症状严重者应去医院就诊。

6．用药 3 天症状无缓解，应去医院就诊。

7．对本品过敏者禁用，过敏体质者慎用。

8．每片药膏粘贴时间宜在 10 小时内。

9．拆封后未使用的药膏必须密闭保存并放于干燥凉爽处。

10．药品性状发生改变时禁止使用。

11．儿童必须在成人监护下使用。

12．请将此药品放在儿童不能接触的地方。

13．如正在使用其他药品，使用本品前请咨询医师或药师。

【规格】（1）每片 10cm×7cm，（2）每卷 10cm×400cm，（3）每卷 10cm×500cm。

【贮藏】密封。

伤科灵喷雾剂

【处方】抓地虎、白及、见血飞、马鞭草、仙鹤草、铁筷子、草乌、莪术、山豆根、三棱。

【功能与主治】清热凉血，活血化瘀，消肿止痛。用于软组织损伤，骨伤，Ⅱ度烧烫伤，湿疹，疱疹。

【用法与用量】外用，将喷头对准患处距 15～20cm，连续按压喷头顶部，使药液均匀喷至创面。每日喷 2～6 次。

【禁忌】孕妇禁用。

【注意事项】只限外用不得内服。酒精过敏患者慎用。

【规格】每瓶装 50ml。

【贮藏】密封。

骨友灵擦剂

【处方】制川乌、延胡索、威灵仙、续断、红花、鸡血藤、制何首乌、防风、蝉蜕、二甲基亚砜。

【功能与主治】活血化瘀，消肿止痛。用于软组织损伤引起的肿胀，疼痛。

【用法与用量】外用，喷至患处，热敷 20～30 分钟，一次 2～5ml，一日 2～3 次，14 日为一疗程。

【禁忌】孕妇禁用。

【不良反应】个别患者用药后出现皮肤发痒，发热及潮红时，切勿手挠，停药后症状即可消失。

【注意事项】

1．本品为外用药，禁止内服。

2．忌食生冷、油腻食物。

3．切勿接触眼睛、口腔等黏膜处。皮肤破溃或感染处禁用。有出血倾向者慎用。

4．经期及哺乳期妇女慎用。儿童、年老体弱者应在医师指导下使用。

5．本品不宜长期或大面积使用，用药后皮肤过敏如出现发痒、发热及潮红或其他不适，应停止使用，症状严重者应去医院就诊。服药过程中一旦发现有过敏性皮炎、荨麻疹或其他过敏现象者立即停药。

6．用药 3 天症状无缓解，应去医院就诊。

7．对本品及酒精过敏者禁用，过敏体质者慎用。

8．药品性状发生改变时禁止使用。

9．儿童必须在成人监护下使用。

10．请将此药品放在儿童不能接触的地方。

11．如正在使用其他药品，使用本品之前请咨询医师或药师。

【规格】每瓶装 100ml。

【贮藏】密封。

治伤软膏

【处方】毛冬青、楤木、矩形叶鼠刺根、朱砂根、三叶赤楠根、地龙、黄毛耳草、马尾松根、蛇葡萄根、花榈木根、苦参、金灯藤、骨碎补、水杨梅根、穿破石、硬脂酸、甲亚砜、黄凡士林、液体石蜡、羊毛脂、甘油、三乙醇胺、羟苯乙酯。

【功能与主治】散瘀，消肿，止痛。用于跌打损伤局部肿痛。

【用法与用量】外用涂敷患处，一日 1 次或隔日 1 次。

【禁忌】尚不明确。

【注意事项】皮肤有破损不得使用。

【规格】每支装 30g。

【贮藏】密闭，避光。

【药理研究】动物实验表明：治伤软膏外用治疗急性血瘀证模型大鼠，能明显降低血液黏度、改善其血液流变性，促进损伤组织的修复[1]。

【临床报道】王文雪等观察治伤软膏治疗儿童急性软组织损伤的疗效，发现：治疗组（治伤软膏）与对照组（正红花油）治疗前后症状均有缓解，治疗组总有效率为 96.6％，对照组总有效率为 70％，两组比较差异有显著性（$P < 0.05$），且不良反应治疗组明显少于对照组。说明治伤软膏治疗儿童急性软组织损伤疗效

确切[2]。

【参考文献】

[1] 魏优秀，李贺伟，周伟，等．治伤软膏外敷治疗大鼠急性软组织损伤的实验研究 [J]．中国中医骨伤科杂志，2009，17（8）：8-9.

[2] 王文雪，管红珍．治伤软膏治疗儿童急性软组织损伤的临床观察 [J]．中国医院药学杂志，2011，31（23）：1986-1987.

青鹏软膏

【处方】 棘豆、亚大黄、铁棒锤、诃子（去核）、毛诃子、余甘子、安息香、宽筋藤、人工麝香。

【功能与主治】 活血化瘀，消肿止痛。用于风湿性关节炎、类风湿关节炎、骨关节炎、痛风、急慢性扭挫伤、肩周炎引起的关节、肌肉肿胀疼痛及皮肤瘙痒、湿疹。

【用法与用量】 外用，取本品适量涂于患处，一日2次。

【禁忌】 尚不明确。

【注意事项】 请勿口服，放在儿童触及不到之处；破损皮肤禁用；孕妇禁用。

【规格】 每支装15g，20g，30g，35g，40g，50g，55g，100g。

【贮藏】 密闭，置阴凉干燥处。

【临床观察】 将185例急性软组织损伤患者，随机分为对照组（使用非甾体类抗炎药）和治疗组（使用青鹏软膏），观察两组患者用药后临床症状的变化情况。结果：治疗组总有效率（98.97%）明显高于对照组（89.66%），并且治疗组各项临床症状变化评分均低于对照组，两组比较差异显著（$P < 0.05$），青鹏软膏治疗急性软组织损伤疗效可靠，值得进一步研究和推广[1]。

【参考文献】

[1] 张成亮，韩涛．青鹏软膏治疗急性软组织肿痛疗效观察 [J]．临床和实验医学杂志，2011，10（24）：1913-1914.

消痛贴膏

【处方】 独一味、姜黄等。

【功能与主治】 活血化瘀，消肿止痛。用于急慢性扭挫伤、跌打瘀痛、骨质增生、风湿及类风湿疼痛、落枕、肩周炎、腰肌劳损和陈旧性伤痛。

【用法与用量】 外用，将小袋内润湿剂均匀涂于药垫表面，润湿后直接敷于患处或穴位。每贴敷 24 小时。

【禁忌】 孕妇慎用，开放性创伤忌用。

【注意事项】

1．皮肤破伤处不宜使用。

2．皮肤过敏者停用。

3．孕妇慎用。小儿、年老患者应在医师指导下使用。

4．对本品过敏者禁用，过敏体质者慎用。

5．本品性状发生改变时禁止使用。

6．儿童必须在成人的监护下使用。

7．请将本品放在儿童不能接触的地方。

8．如正在使用其他药品，使用本品前请咨询医师或药师。

【规格】 每贴装（1）1.2g，（2）1g。

【贮藏】 密封。

【药理研究】 本品具有镇痛抗炎、消肿止血作用。

·**镇痛抗炎作用** 外用奇正消痛贴膏可能是通过减轻局部炎

症反应对组织的再损伤，减少炎性介质 IL-1β、TNF-α 的释放，从而治疗急慢性软组织损伤[1]。

·**消肿止血作用** 动物实验表明：奇正消痛贴膏的应用能明显减轻损伤急性期微循环血流速度的加快，防止进一步水肿及出血。在慢性期，能够有效地减小兔耳损伤部位肿胀程度，与急性期比较，明显发挥消肿作用[2]。

【临床报道】曹灵红等通过对奇正消痛贴膏治疗急性软组织损伤临床疗效观察发现：治疗组（消痛贴膏）患者疼痛及功能活动明显改善，有效率 95.00%，对照组有效率为 66.33%，疗效比较两组有统计学差异（$P < 0.05$），奇正消痛贴膏治疗急性软组织损伤较常规治疗方法有良好的综合治疗效果，且未发现皮肤不良反应[3]。

【参考文献】

[1] 李敏，何朝勇，陈丽华，等.奇正消痛贴膏治疗急性软组织损伤实验研究及其机制探讨 [J].中华中医药杂志，2009，24（9）：1241-1243.

[2] 王永志，董福慧，钟红刚，等.奇正消痛贴膏对兔耳软组织损伤影响的活体观察 [J].中国骨伤，2008，21（5）：356-358.

[3] 曹灵红，章成，罗昌彬.奇正消痛贴膏治疗急性软组织损伤临床疗效观察 [J].中国实用医药，2010，5（15）：193-194.

（二）肝肾亏虚证常用中成药品种

金天格胶囊

【处方】人工虎骨粉。

【功能与主治】具有健骨作用。用于腰背疼痛，腰膝酸软，下肢痿弱，步履艰难等症状的改善。

【用法与用量】口服。一次3粒，一日3次。一个疗程为3个月。

【禁忌】尚不明确。

【注意事项】服药期间多饮水。

【规格】每粒装0.4g。

【贮藏】密封。

右归丸（胶囊）

【处方】熟地黄、附子（炮附片）、肉桂、山药、山茱萸（酒炙）、菟丝子、鹿角胶、枸杞子、当归、杜仲。

【功能与主治】温补肾阳，填精止遗。用于肾阳不足，命门火衰，腰膝酸冷，精神不振，怯寒畏冷，阳痿遗精，大便溏薄，尿频而清。

【用法与用量】

丸剂：口服。一次1丸，一日3次。

胶囊：口服。一次4粒，一日3次。

【不良反应】服药后偶可发生轻度便秘。

【禁忌】孕妇禁用。

【注意事项】忌食生冷，肾虚有湿浊者不宜应用。

【规格】

胶囊：每粒装0.45g。

丸剂：每丸重9g。

【贮藏】密封。

左归丸

【处方】大怀熟地、山药、枸杞、山茱萸、川牛膝、鹿角胶、龟板胶、菟丝子。

【功能与主治】滋肾补阴。用于真阴不足，腰酸膝软，盗汗遗精，神疲口燥。

【用法与用量】口服。一次 9g，一日 2 次。

【禁忌】方中组成药物以阴柔滋润为主，久服常服，易滞脾碍胃，故脾虚泄泻者慎用。

【注意事项】

1．忌油腻食物。

2．感冒患者不宜服用。

3．服药 2 周或服药期间症状无改善，或症状加重，或出现新的严重症状，应立即停药并去医院就诊。

4．对左归丸过敏者禁用，过敏体质者慎用。

5．本品性状发生改变时禁止使用。

6．请将本品放在儿童不能接触的地方。

7．如正在使用其他药品，使用左归丸前请咨询医师或药师。

【规格】每 10 粒重 1g。

【贮藏】密闭，防潮。

（三）风寒湿阻证常用中成药品种

小活络丸（片）

【处方】胆南星、制川乌、制草乌、地龙、乳香（制）、没药

（制）。

【功能与主治】祛风散寒，化痰除湿，活血止痛。用于风寒湿邪闭阻、痰瘀阻络所致的痹病，症见肢体关节疼痛，或冷痛，或刺痛，或疼痛夜甚、关节屈伸不利、麻木拘挛。

【用法与用量】

丸剂：黄酒或温开水送服。一次1丸，一日2次。

片剂：口服。一次4片，一日2次。

【注意事项】孕妇禁用。

【规格】

丸剂：每丸重3g。

片剂：每片重0.4g。

【贮藏】密封。

【药理研究】本品具有抗炎、镇痛和活血化瘀、免疫抑制作用。

·抗炎、镇痛和活血化瘀作用 小活络丸能明显减少醋酸引起的小鼠扭体次数，降低醋酸所致小鼠腹腔炎症毛细血管渗出量，抑制棉球所致肉芽组织增生并对费氏完全佐剂引起的关节肿胀有良好的抑制作用，能显著降低低切变率下血液黏度和减小红细胞压积，说明小活络丸具有抗炎、镇痛和活血化瘀作用[1]。

·免疫抑制作用 小活络丸能够抑制免疫应答的多个环节，具有免疫抑制作用[2]。

·毒性 小活络丸的急性毒性具有明显的昼夜节律，白昼用药毒性大于夜间[3]。

【参考文献】

[1] 刘京渤，张永敬，陈几香.小活络丸主要药效学研究 [J].中国药业，2007，16（18）：26-27.

[2] 潘竞锵，肖柳英，张丹，等．小活络丸的抑制免疫抗氧化抗炎及镇痛作用 [J]．广东药学，2003，13（3）：28-32.

[3] 欧守珍，何平，陈月金，等．小活络丸镇痛作用及急性毒性的时间药理学研究 [J]．中国热带医学，2006，6（12）：2241-2247.

同仁大活络丸

【处方】蕲蛇（酒制）、制草乌、豹骨（制）、牛黄、乌梢蛇（酒制）、天麻、熟大黄、麝香、血竭、熟地黄、天南星（制）、水牛角浓缩粉等 50 味。

【功能与主治】祛风，舒筋，活络，除湿。用于风寒湿痹引起的肢体疼痛，手足麻木，筋脉拘挛，中风瘫痪，口眼歪斜，半身不遂，言语不清。

【用法与用量】温黄酒或温开水送服。一次 1 ～ 2 丸，一日 2 次。

【禁忌】孕妇禁用。

【注意事项】服用前应除去蜡皮、塑料球壳及玻璃纸。本品不可整丸吞服。

【规格】每丸重 3.6g。

【贮藏】密封。

虎力散（胶囊、片）

【处方】制草乌、白云参、三七、断节参。

【功能与主治】祛风除湿，舒筋活络，行瘀，消肿定痛。用于风湿麻木，筋骨疼痛，跌打损伤，创伤流血。

73

【用法与用量】

胶囊（片剂）：口服，一次1粒（片），一日1～2次，开水或温酒送服。外用，将内容物撒于伤口处。

散剂：口服，一次0.3g，一日1～2次，开水或温酒送服。外用，撒于伤口处。

【禁忌】 孕妇慎用。

【注意事项】

1．严格按用法与用量服用，切忌多服。

2．本品宜饭后服用。

3．不宜在服药期间同时服用贝母、瓜蒌、半夏、白蔹、白及或含以上成分的中成药。

【规格】

胶囊：每粒装0.3g。

片剂：每片重0.38g。

散剂：每瓶装0.9g。

【贮藏】 密封。

伤湿止痛膏

【处方】 生草乌、生川乌、乳香、没药、生马钱子、丁香、肉桂、荆芥、防风、老鹳草、香加皮、积雪草、骨碎补、白芷、山奈、干姜。

【功能与主治】 祛风湿，活血止痛。用于风湿痛，关节、肌肉痛，扭伤。

【用法与用量】 外用，贴于患处。

【禁忌】 孕妇慎用。

【注意事项】

1．对橡胶膏过敏者，皮肤溃烂有渗液者及外伤合并感染化脓者不宜贴用。

2．出现较严重过敏反应时应找医师处理。

3．药品性状发生改变时（胶布变枯，发硬失粘性）禁止使用。

4．儿童必须在成人的监护下使用。

5．请将此药品放在儿童不能接触的地方。

6．如正在服用其他药品，使用本品前请咨询医师或药师。

【规格】 7cm×10cm。

【贮藏】 密封。

狗皮膏

【处方】 生川乌、生草乌、羌活、独活、青风藤、香加皮、防风、铁丝威灵仙、苍术、蛇床子、麻黄、高良姜、小茴香、官桂、当归、赤芍、木瓜、苏木、大黄、油松节、续断、川芎、白芷、乳香、没药、冰片、樟脑、丁香、肉桂。

【功能与主治】 祛风散寒，活血止痛。用于风寒湿邪、气血瘀滞所致的痹病，症见四肢麻木、腰腿疼痛、筋脉拘挛，或跌打损伤、闪腰岔气、局部肿痛；或寒湿瘀滞所致的脘腹冷痛、经行腹痛、寒湿带下、积聚痞块。

【用法与用量】 外用。用生姜擦净患处皮肤，将膏药加温软化，贴于患处或穴位。

【注意事项】 孕妇忌贴腰部和腹部。

【规格】 每张净重 12g、15g、24g、30g。

【贮藏】密闭，置阴凉干燥处。

【药理研究】本品有抗炎、镇痛作用。

·**抗炎、镇痛作用**　狗皮膏对小鼠耳肿胀及肉芽肿具有一定的抑制作用，且能明显提高小鼠痛阈值，延长潜伏期并减少扭体次数，狗皮膏具有较好的抗炎、镇痛作用[1]。

·**毒理**　狗皮膏对家兔皮肤未引起急性毒性反应和刺激性反应，对豚鼠无致敏作用，实验得出狗皮膏是一种安全性较好的外用药[2]。狗皮膏不可长期使用，长期使用会导致体内的铅含量增高[3]。

【参考文献】

[1] 赵贵琴，李帆帆，李纯刚，等.狗皮膏抗炎镇痛作用试验研究 [J].中药与临床，2011，2（4）：27-29.

[2] 曾勇，赵贵琴，陈怀斌，等.狗皮膏皮肤用药安全性实验研究 [J].时珍国医国药，2012，23（2）：375-376.

[3] 李帆帆，孟宪丽，赵贵琴，等.狗皮膏大鼠长期毒性试验的体内血液铅变化研究 [J].中国中药杂志，2012，37（6）：728-730.

寒痛乐熨剂

【处方】川乌（生）、草乌（生）、麻黄、苍术、吴茱萸、八角茴香、当归、山奈、薄荷脑、樟脑、冰片、水杨酸甲酯。

【功能与主治】祛风散寒，舒筋活血。用于风寒湿痹，腰腿疼。

【用法与用量】外用，一日1次。将外袋剪开，取出药袋，晃动数次，使药物充分松散，接触空气，手摸有热感时，置于固定袋内，覆盖于痛患处，每袋可发热不少于15小时，产热过程中，如有结块，用手轻轻揉散。

【禁忌】外用药，不可内服，孕妇和皮肤溃烂、破损者忌用。

【注意事项】使用时注意调节温度，防止烫伤。

【规格】每袋装 55g。

【贮藏】密封。

骨通贴膏

【处方】丁公藤、麻黄、当归、干姜、白芷、海风藤、乳香、三七、姜黄、辣椒、樟脑、肉桂油、金不换、薄荷脑。

【功能与主治】祛风散寒，活血通络，消肿止痛。用于骨痹属寒湿阻络兼血瘀证之局部关节疼痛、肿胀、麻木重着、屈伸不利或活动受限；退行性骨性关节炎见上述证候者。

【用法与用量】外用，贴于患处。贴用前将患处皮肤洗净，7天为一疗程，或遵医嘱。

【不良反应】有时出现皮疹、瘙痒，罕见水疱。

【禁忌】过敏体质、患处皮肤溃破者及孕妇慎用。

【注意事项】每次贴用时间不宜超过 12 小时。使用过程中若出现皮肤发红、瘙痒等症状，可适当减少贴用时间。

【规格】7cm×10cm。

【贮藏】密封。

正红花油

【处方】水杨酸甲酯、松节油、白樟油、桂醛油、桂叶油。

【功能与主治】祛风止痛。可用于风湿性骨关节痛，跌打损伤，感冒头痛，蚊虫叮咬。

【用法与用量】外用，涂擦患处。一日 4～6 次。

【不良反应】偶有过敏反应，如出现严重不良反应请立即停用并就医。

【禁忌】

1．2岁以下儿童禁用。

2．凡皮肤、黏膜破损处禁用。

【注意事项】

1．本品系外科用药，切忌服食。

2．勿与眼睛接触。

3．接触性皮炎不宜使用。

4．若症状红肿或持续，应立即请教医师。

【规格】每瓶装20ml。

【贮藏】密封。

代温灸膏

【处方】辣椒、肉桂、生姜、肉桂油。

【功能与主治】温通经脉，散寒镇痛。用于风寒阻络所致腰背、四肢关节冷痛及风寒内停引起的脘腹冷痛，虚寒泄泻；慢性虚寒性胃肠炎，慢性风湿性关节炎见上述证候者。

【用法与用量】外用。根据病证，按穴位贴一张。

【禁忌】孕妇禁用。

【注意事项】

1．皮肤破伤处不宜使用。

2．皮肤过敏者停用。

3．禁止内服。

4．小儿、年老患者应在医师指导下使用。

5．药品性状发生改变时禁止使用。

6. 儿童必须在成人的监护下使用。

7. 请将此药品放在儿童不能接触的地方。

8. 如正在服用其他药物,使用本品前请咨询医师或药师。

【规格】8 贴 ×5 袋。

【贮藏】密封。

(四)气血两虚证常用中成药品种

痹祺胶囊

【处方】马钱子、地龙、党参、茯苓、白术、甘草、川芎、丹参、三七、牛膝。

【功能与主治】益气养血,祛风除湿,活血止痛。用于气血不足,风湿瘀阻,肌肉关节酸痛,关节肿大、僵硬变形或肌肉萎缩,气短乏力;风湿、类风湿关节炎,腰肌劳损,软组织损伤见上述证候者。

【用法与用量】口服。一次 4 粒,一日 2 ~ 3 次。

【禁忌】孕妇忌服。

【注意事项】

1. 含剧毒药,不可多服和久服,或遵医嘱。

2. 服用若出现恶心、头晕、口干症状应停止用药,症状轻者可灌以冷茶水或用甘草、绿豆各 60g 煮汤服用。

【规格】每粒装 0.3g。

【贮藏】密封。

【药理研究】痹祺胶囊能明显提高热板所致小鼠疼痛的痛阈值,减少醋酸所致小鼠扭体反应的次数,作用强度与尼美舒利胶囊接近;抑制大鼠佐剂性关节炎的关节肿胀度,作用强度与尼美舒利胶囊相当。说明痹祺胶囊能显著抑制免疫性炎症，并具有良好的镇痛作用[1]。

【临床报道】

1．使用痹祺胶囊治疗瘀滞型急性腰扭伤 60 例，取得良好疗效，未发现不良反应，其临床痊愈显效为 73.3%，总有效率为98.4%[2]。

2．将符合腰肌劳损诊断标准的 120 例患者随机分为治疗组（66 例）和对照组（54 例），治疗组以口服痹祺胶囊治疗，对照组予口服复方氯唑沙宗治疗。4 周后对两组病例的综合疗效进行总结。结果：总有效率治疗组为 92.4%，对照组为 79.6%，统计学上无明显差异（$P=0.06$），治疗后 VAS 评分治疗组为 0.95 ± 1.63，对照组为 1.83 ± 2.39，治疗组优于对照组（$P < 0.05$），说明服痹祺胶囊治疗腰肌劳损的疗效明显，优于服用西药治疗的对照组[3]。

【参考文献】

[1] 刘维，周艳丽，张磊，等．痹祺胶囊抗炎镇痛作用的实验研究 [J]. 中国中医药科技，2006，13（5）：315-316.

[2] 王广忠．痹祺胶囊治疗急性腰扭伤病例观察报告 [J]. 天津中医药，2005，22（5）：431.

[3] 许嵩杰，陈学明，崔利宾，等．痹祺胶囊治疗腰肌劳损的临床疗效观察 [J]. 中华中医药杂志，2010，25（6）：958-959.

养血荣筋丸

【处方】 当归、何首乌（黑豆酒炙）、赤芍、鸡血藤、桑寄生、铁丝威灵仙（酒炙）、伸筋草、党参、白术（麸炒）。

【功能与主治】养血荣筋，祛风通络。用于跌打损伤日久引起的筋骨疼痛，肢体麻木，肌肉萎缩，关节不利，肿胀等陈旧性疾患。

【用法与用量】口服。一次 1～2 丸，一日 2 次。

【禁忌】孕妇忌用。

【注意事项】

1．6 岁以下儿童慎用。

2．按照用法与用量服用，年老体虚患者应在医师指导下服用。

3．药品性状发生改变时禁止服用。

4．儿童必须在成人的监护下使用。

5．请将此药品放在儿童不能接触的地方。

6．如正在服用其他药品，使用本品前请咨询医师或药师。

【规格】每丸重 9g。

【贮藏】密闭，防潮。

附二

治疗软组织损伤的常用中成药简表

证型	药物名称	功能	主治病证	用法用量	备注
血瘀气滞证	回生第一散	活血散瘀，消肿止痛。	用于跌打损伤，闪腰岔气，伤筋动骨，皮肤青肿，血瘀疼痛。	用黄酒或温开水送服。一次 1g，一日 2～3 次。	
	跌打七厘片（散）	活血，散瘀，消肿，止痛。	用于跌打损伤，外伤出血。	片剂：口服。一次 1～3 片，一日 3 次；亦可用酒送服。散剂：口服。一次 0.5～1g，一日 2～3 次；亦可用酒送服；外用，调敷患处。	医保

证型	药物名称	功能	主治病证	用法用量	备注
血瘀气滞证	云南白药胶囊（散）	化瘀止血，活血止痛，解毒消肿。	用于跌打损伤，瘀血肿痛，吐血、咳血、便血、痔血、崩漏下血、手术出血，疮疡肿毒及软组织挫伤，闭合性骨折，支气管扩张及肺结核咳血，溃疡病出血，以及皮肤感染性疾病。	散剂：刀、枪、跌打诸伤，无论轻重，出血者用温开水送服；瘀血肿痛与未流血者用酒送服；妇科各症，用酒送服；但月经过多、红崩，用温水送服。毒疮初起，服0.25g，另取药粉，用酒调匀，敷患处，如已化脓，只需内服。其他内出血各症均可内服。口服。一次0.25～0.5g，一日4次（2～5岁按1/4剂量服用；6～12岁按1/2剂量服用）。凡遇较重的跌打损伤可先服保险子1粒，轻伤及其他病症不必服。 胶囊：刀、枪、跌打诸伤，无论轻重，出血者用温开水送服；瘀血肿痛与未流血者用酒送服；妇科各症，用酒送服；但月经过多、红崩，用温水送服。毒疮初起，服1粒，另取药粉，用酒调匀，敷患处，如已化脓，只需内服。其他内出血各症均可内服。口服。一次1～2粒，一日4次（2～5岁按1/4剂量服用；6～12岁按1/2剂量服用）。凡遇较重的跌打损伤可先服保险子1粒，轻伤及其他病症不必服。	胶囊：基药，药典，医保
	云南白药膏	活血散瘀，消肿止痛，祛风除湿。	用于跌打损伤，瘀血肿痛，风湿疼痛等症。	贴患处。	基药，药典

证型	药物名称	功能	主治病证	用法用量	备注
血瘀气滞证	云南白药酊	活血散瘀，消肿止痛。	用于跌打损伤，风湿麻木、筋骨及关节疼痛，肌肉酸痛及冻伤等症。	口服。常用量一次3～5ml，一日3次，极量一次10ml。外用。取适量擦揉患处，一次3分钟左右，一日3～5次，可止血消炎；风湿筋骨疼痛，蚊虫叮咬，Ⅰ、Ⅱ度冻伤可擦揉患处数分钟，一日3～5次。	基药，药典
	云南白药气雾剂	活血散瘀，消肿止痛。	用于跌打损伤，瘀血肿痛，肌肉酸痛及风湿性关节疼痛等症。	外用。喷于伤患处，一日3～5次。	基药，药典
	龙血竭散（胶囊、片）	活血散瘀，定痛止血，敛疮生肌。	用于跌打损伤，瘀血作痛，妇女气血凝滞，外伤出血，脓疮久不收口，以及慢性结肠炎所致的腹痛、腹泻等症。	片剂：口服。一次4～6片，一日3～4次或遵医嘱。胶囊：口服。一次4～6粒，一日3次；或遵医嘱。散剂：用酒或温开水送服，一次1.2g，一日4～5次；水煎服，一次4.8～6.0g，一日1次；外用适量，敷患处或用酒调敷患处。	片剂：医保
	活血止痛散（胶囊）	活血散瘀，消肿止痛。	用于跌打损伤，瘀血肿痛。	散剂：用温黄酒或温开水送服。一次1.5g，一日2次。胶囊：用温黄酒或温开水送服。规格（1）一次6粒，一日2次；或一次4粒，一日3次。规格（2）一次3粒，一日2次。	散剂：基药，医保，药典 胶囊：基药，医保，药典
	活血止痛膏	活血止痛，舒筋通络。	用于筋骨疼痛，肌肉麻痹，痰核流注，关节酸痛。	贴患处。	医保，药典

证型	药物名称	功能	主治病证	用法用量	备注
血瘀气滞证	三七胶囊（片）	散瘀止痛，消肿定痛。	用于外伤出血，跌扑肿痛。	胶囊：口服。一次6～8粒，一日2次。片剂：口服。规格（1）小片，一次4～12片；规格（2）大片，1次2～6片，一日3次。	胶囊：医保片剂：药典，医保
	独一味胶囊（片、颗粒）	活血止痛，化瘀止血。	用于多种外科手术后的刀口疼痛、出血，外伤骨折，筋骨扭伤，风湿痹痛以及崩漏、痛经、牙龈肿痛、出血。	胶囊、片剂：口服。一次3粒（片），一日3次，7日为一疗程；或必要时服。颗粒剂：开水冲服。一次1袋，一日3次，7日为一疗程；或必要时服。	胶囊：医保，药典片剂：医保，药典颗粒剂：医保
	瘀血痹胶囊（颗粒、片）	活血化瘀，通络定痛。	用于瘀血阻络的痹证，症见肌肉关节疼痛剧烈，多呈刺痛感，部位固定不移，痛处拒按，可有硬节或瘀斑。	胶囊：口服。一次4粒，一日3次；或遵医嘱。颗粒剂：开水冲服。一次10g，一日3次。片剂：口服。一次5片，一日3次；或遵医嘱。	胶囊：医保，药典颗粒剂：医保，药典片剂：医保
	701跌打镇痛膏	活血止痛，散瘀消肿，祛风胜湿。	用于急、慢性扭挫伤，慢性腰腿痛，风湿性关节痛。	外用。按需要面积剪下药膏，顺着隔粘纸纵纹撕开，贴于洗净揩干之患处，用手按压贴牢；如气温较低时使用，药膏黏性可能降低，应稍加温，使之易于贴牢。	医保，药典
	伤科灵喷雾剂	清热凉血，活血化瘀，消肿止痛。	用于软组织损伤，骨伤，Ⅱ度烧烫伤，湿疹，疱疹。	外用，将喷头对准患处距15～20cm，连续按压喷头顶部，使药液均匀喷至创面。每日喷2～6次。	医保
	骨友灵擦剂	活血化瘀，消肿止痛。	用于软组织损伤引起的肿胀、疼痛。	外用，喷至患处，热敷20～30分钟，一次2～5ml，一日2～3次，14日为一疗程。	医保，药典

续表

证型	药物名称	功能	主治病证	用法用量	备注
血瘀气滞证	治伤软膏	散瘀，消肿，止痛。	用于跌打损伤局部肿痛。	外用涂敷患处，一日1次或隔日1次。	医保
	青鹏软膏	活血化瘀，消肿止痛。	用于风湿性关节炎、类风湿关节炎、骨关节炎、痛风、急慢性扭挫伤、肩周炎引起的关节、肌肉肿胀疼痛及皮肤瘙痒、湿疹。	外用，取本品适量涂于患处，一日2次。	医保
	消痛贴膏	活血化瘀，消肿止痛。	用于急慢性扭挫伤、跌打瘀痛、骨质增生、风湿及类风湿疼痛、落枕、肩周炎、腰肌劳损和陈旧性伤痛。	外用，将小袋内润湿剂均匀涂于药垫表面，润湿后直接敷于患处或穴位。每贴敷24小时。	医保
肝肾亏虚证	金天格胶囊	具有健骨作用。	用于腰背疼痛，腰膝酸软，下肢痿弱，步履艰难等症状的改善。	口服。一次3粒，一日3次。一个疗程为3个月。	医保
	右归丸（胶囊）	温补肾阳，填精止遗。	用于肾阳不足，命门火衰，腰膝酸冷，精神不振，怯寒畏冷，阳痿遗精，大便溏薄，尿频而清。	丸剂：口服。一次1丸，一日3次。胶囊：口服。一次4粒，一日3次。	丸剂：医保，药典；胶囊：医保
	左归丸	滋肾补阴。	用于真阴不足，腰酸膝软，盗汗遗精，神疲口燥。	口服。一次9g，一日2次。	医保
风寒湿阻证	小活络丸（片）	祛风散寒，化痰除湿，活血止痛。	用于风寒湿邪闭阻、痰瘀阻络所致的痹病，症见肢体关节疼痛，或冷痛，或刺痛，或疼痛夜甚、关节屈伸不利、麻木拘挛。	丸剂：黄酒或温开水送服。一次1丸，一日2次。片剂：口服。一次4片，一日2次。	丸剂：基药，药典，医保；片剂：基药，医保

证型	药物名称	功能	主治病证	用法用量	备注
风寒湿阻证	同仁大活络丸	祛风，舒筋，活络，除湿。	用于风寒湿痹引起的肢体疼痛，手足麻木，筋脉拘挛，中风瘫痪，口眼歪斜，半身不遂，言语不清。	温黄酒或温开水送服。一次1~2丸，一日2次。	
	虎力散（胶囊、片）	祛风除湿，舒筋活络，行瘀，消肿定痛。	用于风湿麻木，筋骨疼痛，跌打损伤，创伤流血。	胶囊（片剂）：口服，一次1粒（片），一日1~2次，开水或温酒送服。外用，将内容物撒于伤口处。散剂：口服，一次0.3g，一日1~2次，开水或温酒送服。外用，撒于伤口处。	医保
	伤湿止痛膏	祛风湿，活血止痛。	用于风湿痛，关节、肌肉痛，扭伤。	外用，贴于患处。	药典
	狗皮膏	祛风散寒，活血止痛。	用于风寒湿邪、气血瘀滞所致的痹病，症见四肢麻木、腰腿疼痛、筋脉拘挛，或跌打损伤、闪腰岔气、局部肿痛；或寒湿瘀滞所致的脘腹冷痛、经行腹痛、寒湿带下、积聚痞块。	外用。用生姜擦净患处皮肤，将膏药加温软化，贴于患处或穴位。	药典，基药，医保
	寒痛乐熨剂	祛风散寒，舒筋活血。	用于风寒湿痹，腰腿疼。	外用，一日1次。将外袋剪开，取出药袋，晃动数次，使药物充分松散，接触空气，手摸有热感时，置于固定袋内，覆盖于痛患处，每袋可发热不少于15小时，产热过程中，如有结块，用手轻轻揉散。	医保

续表

证型	药物名称	功能	主治病证	用法用量	备注
风寒湿阻证	骨通贴膏	祛风散寒，活血通络，消肿止痛。	用于骨痹属寒湿阻络兼血瘀证之局部关节疼痛、肿胀、麻木重着、屈伸不利或活动受限；退行性骨性关节炎见上述证候者。	外用，贴于患处。贴用前将患处皮肤洗净，7天为一疗程，或遵医嘱。	医保
	正红花油	祛风止痛。	可用于风湿性骨关节痛，跌打损伤，感冒头痛，蚊虫叮咬。	外用，涂擦患处。一日4～6次。	医保
	代温灸膏	温通经脉，散寒镇痛。	用于风寒阻络所致腰背、四肢关节冷痛及风寒内停引起的脘腹冷痛，虚寒泄泻；慢性虚寒性胃肠炎，慢性风湿性关节炎见上述证候者。	外用。根据病证，按穴位贴一张。	医保，药典
气血两虚证	痹祺胶囊	益气养血，祛风除湿，活血止痛。	用于气血不足，风湿瘀阻，肌肉关节酸痛，关节肿大、僵硬变形或肌肉萎缩，气短乏力；风湿、类风湿关节炎，腰肌劳损，软组织损伤见上述证候者。	口服。一次4粒，一日2～3次。	药典，医保
	养血荣筋丸	养血荣筋，祛风通络。	用于跌打损伤日久引起的筋骨疼痛，肢体麻木，肌肉萎缩，关节不利，肿胀等陈旧性疾患。	口服。一次1～2丸，一日2次。	医保，药典

腰椎间盘突出症

　　腰椎间盘突出症是指由于腰椎间盘发生退行性病变，纤维环破裂、髓核突出、刺激或压迫神经根而引起以腰痛、下肢坐骨神经放射性痛为特征的腰腿痛疾病，为临床常见腰腿痛疾病之一。腰椎间盘突出症可发生于任何年龄，四季均可发病，在男性约占1.9% ~ 7.6%，在女性约占 2.2% ~ 5.0%。本病发病率逐年增加，患病群有年轻化趋势，严重影响人们的生活质量。

　　腰椎间盘在脊柱的负荷与运动中承受强大的应力，在 20 岁以后开始持续退变，此乃腰椎间盘突出症的基本病因。在此基础上，由于先天解剖结构因素的影响，遇到外力外伤，包括生活劳动中扭闪腰部、慢性劳损或因着凉而使肌肉韧带紧张，促使腰椎间盘纤维环发生破裂，髓核或纤维环碎片突出、脱落、移位，压迫神经根或脊髓；或因局部出血、水肿甚至发生无菌性炎性粘连而引起一系列的神经根及局部组织疼痛、紧张、功能障碍的症状和体征。

　　腰椎间盘突出症的临床症状可见：①腰背部疼痛，多数因腰部扭伤后突然出现，下背部比较明显，有的经休息可逐渐减轻或消失；②下肢放射性疼痛，出现一侧或双侧下肢放射性疼痛，从臀部开始逐渐扩展到大腿后侧、小腿后侧或外侧；③下肢麻木感，尤其病程较长者，多有主诉的麻木区，局限于小腿外侧、足背、足跟。主要体征有：①腰脊柱姿势侧弯；②脊柱活动受限；③腰旁有明显压痛点；④直腿抬高试验阳性；⑤患侧腱反射异常，肌肉萎缩。

　　腰椎正位片出现腰椎侧弯，侧弯的方向与突出的髓核及神经根有关。腰椎侧位片显示腰椎序列的曲度改变。椎间隙前窄后宽，提示椎间盘后凸，也可以表现为均匀狭窄，提示椎间盘变性或膨出。CT 检查可见椎间盘后缘变形，呈局限性突出，略高于硬膜囊密度。突出的椎间盘压迫硬膜外脂肪，使其移位或消失，还可以压迫硬膜囊前缘产生变形。椎间盘向侧后方突出时，侧隐窝前后径缩短，压迫神经根鞘向后移位。MRI 检查在 T1 加权矢状面上可见突出的椎间盘呈半球状、舌状向后方、侧方突出，其组织的信号强度呈现与该变性椎间盘相等的信号强度。在 T2 加权像中心可见变形的髓核的高强信号组织，横切面上见中心突出者压迫脊髓或马尾神经组织，而边缘性者则突向椎间孔，使椎间孔狭窄并压迫神经根。

腰椎间盘突出症治疗方法的选择，取决于此病的不同病理阶段和临床表现，以及患者的身体和心理状况。手术和非手术疗法，各有其指征，但绝大多数患者可经非手术疗法得到缓解或治愈。

本病中医称之为"痹症"或"腰腿痛"，是由于风、寒、湿、热等邪气闭阻经络，影响气血运行导致的一种疾病。

一、中医病因病机分析及常见证型

早在《内经》中便有"腰者，肾之府，转摇不能，肾将惫矣"的记载，朱丹溪在其《丹溪心法·腰痛附录》中指出："肾气一虚，凡冲寒、受湿、伤冷、蓄热……种种腰疼，叠见而层出矣。"张景岳亦明确提出"腰痛之肾虚十居八九"的观点。一般而言，肾气亏虚，精髓不足，积劳内伤，筋骨失养是腰椎间盘突出症发病的病机关键。在此基础之上，再因跌扑闪挫或者感于风寒湿邪，导致局部气血运行受阻，经气不畅，腰府失去濡养，腰腿痛由是而发。由于诱发因素不同，临床表现也各异，临床上主要分为血瘀证、寒湿证、湿热证和肝肾亏虚证。

二、辨证选择中成药

1. 血瘀证

【临床表现】腰腿痛如针刺，痛有定处，日轻夜重，腰部板硬，俯仰旋转受限，痛处拒按。舌质紫黯，或有瘀斑，脉弦紧或涩。

【辨证要点】腰腿痛有定处。舌质紫黯，或有瘀斑，脉弦紧或涩。

【病机简析】往往由于跌仆外伤或腰部用力不当或强力负重，导致腰部筋骨、筋脉受损，血溢脉外而留于腰部，血瘀则气滞。瘀血本为病理产物，留于腰部则又成了新的致病因素，故见腰痛而有定处，俯仰不能，转侧不利。瘀血为病，则见舌质紫黯，或有瘀斑，脉弦或涩。

【治法】活血化瘀，止痛。

【辨证选药】可选用 701 跌打镇痛膏、骨刺宁胶囊、骨友灵擦剂、活血止痛膏、骨通贴膏、腰痛宁胶囊、虎力散胶囊、独一味胶囊、同仁大活络丸、小活络丸（片）等。

此类中成药的组方常以三七、土鳖虫、大黄、红花、鸡血藤等活血祛瘀，川乌、草乌、延胡索、乳香、没药等通经止痛；从而起到良好的活血化瘀，通经止痛的作用。

2. 寒湿证

【临床表现】腰腿冷痛重着，转侧不利，静卧痛不减，受寒及阴雨天加重，肢体发凉。舌质淡，苔白或腻，脉沉紧或濡缓。

【辨证要点】腰腿冷痛重着，肢体发凉。舌质淡，苔白或腻，脉沉紧或濡缓。

【病机简析】久居寒湿之地，或涉水冒雨，身劳汗出，衣着湿冷，导致卫阳先损，寒湿之邪乘虚而入。寒性凝滞，主收引，故见腰部拘急而痛，转侧不利；湿性趋下，易中腰府，其性黏滞，阻遏经脉，气血运行不畅而发为腰痛。且寒湿均为阴邪，易伤阳气，故有受寒、阴雨加重，肢体发凉，得热则缓的特点。

【治法】散寒祛湿，温阳通络。

【辨证选药】可选用伤湿止痛膏、狗皮膏、寒痛乐熨剂、麝香壮骨膏、骨通贴膏、腰痛宁胶囊、寒湿痹颗粒（减糖型）、虎力散胶囊、代温灸膏、同仁大活络丸、小活络丸（片）、追风透骨丸（胶囊、片）。

此类中成药的组方常以川乌、草乌、干姜、肉桂、高良姜、麻黄等温中散寒，苍术、茴香、辣椒、牛膝等祛湿通络，从而起到良好的温中散寒，祛湿通络的作用。

3. 湿热证

【临床表现】腰部疼痛，腿软无力，痛处伴有热感，遇热或雨天痛增，活动后痛减，恶热口渴，小便短赤。苔黄腻，脉濡数或弦数。

【辨证要点】腰部疼痛，痛处伴有热感，恶热口渴，小便短赤。苔黄腻，脉濡数或弦数。

【病机简析】湿热证因嗜食肥腻、辛辣及嗜酒而发，湿性趋下，其性重着而黏腻，则病情缠绵，难以速愈；热性耗散，易伤人体阴液，两者相合而为病，则致腰痛，伴有热感。恶热口渴、小便短赤亦为湿热之象。

【治法】清利湿热，宣痹止痛。

【辨证选药】可选用湿热痹颗粒、风湿祛痛胶囊、通滞苏润江胶囊。

此类中成药的组方常以苍术、黄柏、薏苡仁、萆薢、连翘、防己等清热利湿，防风、川牛膝、威灵仙、乌梢蛇等祛风除湿，乳香、没药、土鳖虫等通经止痛。从而起到良好的清热利湿，祛风除湿，通经止痛的作用。

4. 肝肾亏虚证

（1）肾阴虚证

【临床表现】腰酸痛，腿膝乏力，劳累更甚，卧则减轻。咽干口渴，面色潮红，倦怠乏力，心烦失眠，多梦或有遗精，妇女带下色黄味臭。舌红少苔，脉弦细数。

【辨证要点】腰酸痛，腿膝乏力，咽干口渴，面色潮红，倦怠乏力。舌红少苔，脉弦细数。

【病机简析】肝肾亏虚，精髓不足，肾府亏虚，则见腰痛；阴津既亏，无法上承以濡养口咽，故咽干口燥；阴虚生内热，热蒸于上，则面色潮红。舌红少苔，脉细数亦为肾阴虚之象。

【治法】补肝肾，益精髓。

【辨证选药】可选用健步强身丸、六味地黄丸、左归丸。

此类中成药的组方常以熟地黄、鳖甲、龟板、川牛膝等补益肝肾、滋阴潜阳；木瓜、芍药等缓急止痛，从而起到良好的补益肝肾，滋阴潜阳，缓急止痛的作用。

（2）肾阳虚证

【临床表现】腰酸痛，腿膝乏力，劳累更甚，卧则减轻。面色㿠白，手足不温，少气懒言，腰腿发凉，或有阳萎、早泄，妇女带下清稀。舌质淡，脉沉细。

【辨证要点】腰酸痛，腿膝乏力，面色㿠白，手足不温，少气懒言。舌质淡，脉沉细。

【病机简析】肾阳虚衰，腰府失养，则腰部冷痛；脏腑功能减退，气血运行无力，不能上荣于面，故见面色㿠白；肌肤失于温煦，则手足不温。

【治法】滋补肝肾，充养精髓。

【辨证选药】可选用壮腰健肾丸、尪痹颗粒（片、胶囊）、益肾蠲痹丸、附桂骨痛胶囊、右归丸。

此类中成药的组方常以熟地黄、菟丝子、狗脊、桑寄生等补益肝肾，附子、肉桂、淫羊藿、桂枝等温里助阳，从而起到良好的补益肝肾，温里助阳的作用。

三、用药注意

临床选药必须以辨证论治的思想为指导，针对不同证型，选择与其相对证的药物，才能收到较为满意的疗效。如正在服用其他药品，应当告知医师或药师。还需避风寒，轻劳作；饮食宜清淡，切忌肥甘油腻食物，以防影响药效的发挥。药品贮藏宜得当，存于阴凉干燥处，药品性状发生改变时禁止服用。药品必须妥善保管，放在儿童不能接触的地方，以防发生意外。对于具体药品的饮食禁忌、配伍禁忌、妊娠禁忌、证候禁忌、病证禁忌、特殊体质禁忌、特殊人群禁忌等，各药品具体内容中均有详细介绍，用药前务必仔细阅读。

附一

常用治疗腰椎间盘突出症的中成药药品介绍

（一）血瘀证常用中成药品种

701跌打镇痛膏

【处方】土鳖虫、草乌、马钱子、大黄、两面针、黄芩、黄柏、降香、虎杖、冰片、薄荷油、樟脑、水杨酸甲酯、薄荷脑。

【功能与主治】活血止痛，散瘀消肿，祛风胜湿。用于急、慢性扭挫伤，慢性腰腿痛，风湿性关节痛。

【用法与用量】外用。按需要面积剪下药膏，顺着隔粘纸纵纹撕开，贴于洗净揩干之患处，用手按压贴牢；如气温较低时使用，药膏黏性可能降低，应稍加温，使之易于贴牢。

【注意事项】

1．本品为外用药，禁止内服。

2．忌食生冷、油腻食物。

3．皮肤破溃或感染处禁用。

4．经期及哺乳期妇女慎用。儿童、年老体弱者应在医师指导下使用。

5．本品不宜长期或大面积使用，用药后皮肤过敏如出现瘙痒、皮疹等现象时，应停止使用，症状严重者应去医院就诊。

6．用药3天症状无缓解，应去医院就诊。

7．对本品过敏者禁用，过敏体质者慎用。

8．每片药膏粘贴时间宜在10小时内。

【规格】每卷10cm×40cm。

骨刺宁胶囊

【处方】三七、土鳖虫。

【功能与主治】活血化瘀，通络止痛。用于治疗颈椎病、腰椎骨质增生症、腰椎间盘突出症的瘀阻脉络证，具有缓解疼痛，改善活动功能的作用。

【用法与用量】口服。一次4粒，一日3次，饭后服。

【禁忌】孕妇禁用。

【规格】每粒装 0.3g。

【贮藏】密封。

骨友灵擦剂

【处方】制川乌、延胡索、威灵仙、续断、红花、鸡血藤、制何首乌、防风、蝉蜕、二甲基亚砜。

【功能与主治】活血化瘀，消肿止痛。用于软组织损伤引起的肿胀，疼痛。

【用法与用量】外用。喷于患处，热敷 20 ~ 30 分钟，一次 2 ~ 5ml，一日 2 ~ 3 次，14 日为一疗程。

【禁忌】孕妇禁用。

【规格】每瓶装 100ml。

【不良反应】个别患者用药后出现皮肤发痒，发热及潮红，切勿手挠，停药后症状即可消失。

【注意事项】

1．本品为外用药，禁止内服。

2．忌食生冷、油腻食物。

3．切勿接触眼睛、口腔等黏膜处。皮肤破溃或感染处禁用。有出血倾向者慎用。

4．经期及哺乳期妇女慎用。儿童、年老体弱者应在医师指导下使用。

5．本品不宜长期或大面积使用，用药后皮肤过敏如出现瘙痒、发热及潮红或其他不适，应停止使用，症状严重者应去医院就诊。服药过程中一旦发现有过敏性皮炎、荨麻疹或其他过敏现象者应立即停药。

6．用药 3 天症状无缓解，应去医院就诊。

7．对本品及酒精过敏者禁用，过敏体质者慎用。

8．药品性状发生改变时禁止使用。

9．儿童必须在成人监护下使用。

10．请将此药品放在儿童不能接触的地方。

11．如正在使用其他药品，使用本品之前请咨询医师或药师。

活血止痛膏

【处方】干姜、山奈、白芷、甘松、大黄、生天南星、生半夏、没药、乳香、冰片、薄荷脑等 28 味。

【功能与主治】活血止痛，舒筋通络。用于筋骨疼痛，肌肉麻痹，痰核流注，关节酸痛。

【用法与用量】贴患处。

【不良反应】偶见局部皮肤潮红、瘙痒或丘疹。

【禁忌】孕妇禁用。

【注意事项】

1．本品为外用药，禁止内服。

2．忌食生冷、油腻食物。

3．皮肤破溃或感染处禁用。

4．经期及哺乳期妇女慎用。儿童、年老体弱者应在医师指导下使用。

5．本品不宜长期或大面积使用，用药后皮肤过敏如出现瘙痒、皮疹等现象时，应停止使用，症状严重者应去医院就诊。服药过程中一旦发现有过敏性皮炎、荨麻疹或其他过敏现象者立即停药。

6．用药 3 天症状无缓解，应去医院就诊。

7．对本品及酒精过敏者禁用，过敏体质者慎用。

8．药品性状发生改变时禁止使用。

9．儿童必须在成人监护下使用。

10．请将此药品放在儿童不能接触的地方。

11．如正在使用其他药品，使用本品之前请咨询医师或药师。

【规格】7cm×10cm×2 贴 ×3 袋。

【贮藏】密封。

【临床报道】

1．岱山县第一人民医院应用活血止痛膏配合推拿手法治疗慢性腰肌劳损患者192 例，与单用推拿手法治疗相对比，疗效满意。治疗组 192 例中，160 例治愈，治愈率83.3%，总有效率96.9%[1]。

2．吴建华[2] 应用活血止痛膏治疗肢体络瘀证疗效显著，他认为活血止痛膏可以针对瘀血，直达病所，血活络通而痛止。

【参考文献】

[1] 连伟，陈跃安．活血止痛膏配合推拿治疗慢性腰肌劳损192 例 [J].浙江中医杂志，1999，（10）：434.

[2] 吴建华．活血止痛膏治疗肢体络瘀症 [J].中医外治杂志，2002，11（5）：55.

骨通贴膏

【处方】丁公藤、麻黄、当归、干姜、白芷、海风藤、乳香、三七、姜黄、辣椒、樟脑、肉桂油、金不换、薄荷脑。

【功能与主治】祛风散寒，活血通络，消肿止痛。用于骨痹属寒湿阻络兼血瘀证之局部关节疼痛、肿胀、麻木重着、屈伸不利或活动受限；退行性骨性关节炎见上述证候者。

【用法与用量】 外用，贴于患处。贴用前将患处皮肤洗净，7天为一疗程；或遵医嘱。

【不良反应】 有时出现皮疹、瘙痒，罕见水疱。

【禁忌】 过敏体质、患处皮肤溃破者及孕妇慎用。

【注意事项】 每次贴用时间不宜超过12小时。使用过程中若出现皮肤发红、瘙痒等症状，可适当减少贴用时间。

【规格】 7cm×10cm×5贴。

【贮藏】 密闭，置室内干燥处。

【临床报道】 郑荣文[1]将90例患者，随机分为A、B组，其中A组采用骨通贴膏外敷结合磁振热治疗仪脉冲治疗方法，B组采用中药熏蒸治疗方法。结果：2组治疗前后JOA量表评分均有明显提高，两组比较，A组优势明显。结论：骨通贴膏外敷结合磁振热治疗仪脉冲治疗腰椎间盘突出症是一种安全、高效的方法，优于传统的中药熏蒸。

【参考文献】

[1] 郑荣文. 骨通贴膏配合磁振热治疗仪治疗腰椎间盘突出症的临床研究 [J]. 当代医学，2008，（140）：71-72.

腰痛宁胶囊

【处方】 马钱子粉（调制）、土鳖虫、麻黄、乳香、没药、川牛膝、全蝎、僵蚕、苍术、甘草。

【功能与主治】 消肿止痛，疏散寒邪，温经通络。用于腰椎间盘突出症、腰椎增生症、坐骨神经痛、腰肌劳损、腰肌纤维炎、慢性风湿性关节炎。

【用法与用量】黄酒兑少量温开水送服。一次 4 ~ 6 粒，一日 1 次。睡前半小时服或遵医嘱。

【不良反应】偶有血压升高[1]，药疹反应[2-3]，罕有过敏性休克[4]。

【规格】每粒装 0.3g。

【禁忌】

1．孕妇、小儿及心脏病患者禁服。

2．风湿热体温 37.5℃以上者应慎服或采用其它抗风湿治疗，合并高血压 23/13Kpa（170/100mmHg）者不宜应用。

3．脑溢血后遗症及脑血栓形成的后遗症偏瘫患者试服时遵医嘱。

4．癫痫患者忌服。

【药理研究】本品对物理、化学、电刺激等因素所致疼痛反应有明显的抑制作用；明显抑制和减轻实验动物由二甲苯、蛋清及棉球所致的炎症反应，肿胀程度明显降低；能减轻电刺激坐骨神经所致的屈肌反射幅度，使坐骨神经对刺激的敏感度降低，痛阈提高。急性毒性实验 LD_{50} 为 0.73g/kg。腰痛宁胶囊 95% 置信限为 0.67 ~ 0.79g/kg。长期毒性实验表明，本品对动物血液系统、肝脏功能无影响，对心、肝、脾、肾、脑无损害[5-6]。腰痛宁胶囊能改善腰部神经、血管、肌肉功能状态，消除局部炎症。

【临床报道】

1．腰痛宁胶囊配合综合理疗治疗腰椎间盘突出症总有效率为 93.3%，疗效显著，安全性较好[7]。

2．治疗组在非手术治疗基础上加用腰痛宁胶囊与对照组非手术治疗作对比，治疗组临床症状改善明显优于对照组[8]。

【参考文献】

[1] 常文华，陆斌．腰痛宁胶囊致血压升高 4 例 [J]．新疆中医药，2008，26（4）：35.

[2] 王培，杨学武，栗君．口服"腰痛宁"胶囊致大疱表皮松解坏死型药疹 1 例报告 [J]．中国临床康复，2002，8（15）：2299.

[3] 陈坤全，李益生．腰痛宁胶囊致严重过敏 1 例 [J]．海峡药学，2008，20（8）：471-472.

[4] 殷华强．腰痛宁致过敏性休克 1 例 [J]．新医学，2005，35（7）：400.

[5] 杨柳，李秀梅．腰痛宁胶囊对小鼠的急性毒性实验研究 [J]．北方药学，2012，9（7）：33.

[6] 李兰芳，李国风，解丽君，等．腰痛宁胶囊的毒理学研究 [J]．时珍国医国药，2005，16（11）：1102-1106.

[7] 邢淑芳，李树霞，丁静，等．腰痛宁胶囊治疗腰椎间盘突出症的疗效观察 [J]．中国药房，2011，22（48）：4556-4557.

[8] 吴小平．腰痛宁胶囊治疗腰椎间盘突出症疗效观察 [J]．现代中西医结合杂志，2006，15（7）：898.

虎力散胶囊

【处方】制草乌、白云参、三七、断节参。

【功能与主治】驱风除湿，舒筋活络，行瘀，消肿定痛。用于风湿麻木，筋骨疼痛，跌打损伤，创伤流血。

【用法与用量】口服，一次 1 粒，一日 1～2 次，开水或温酒送服。外用，将内容物撒于伤口处。

【不良反应】部分患者会出现全身发紧、手脚麻木现象[1]。

【注意事项】

1．严格按用法用量服用，切忌多服。

2．本品宜饭后服用。

3．不宜在服药期间同时服用贝母、瓜蒌、半夏、白蔹、白及或含以上成分的中成药。

4．孕妇慎用。

【规格】每粒装 0.3g。

【参考文献】

[1] 刘致珍.虎力散胶囊致不良反应五例报告 [J].贵州医药，2006，30（7）：648.

独一味胶囊

【处方】独一味。

【功能与主治】活血止痛，化瘀止血。用于多种外科手术后的刀口疼痛、出血，外伤骨折，筋骨扭伤，风湿痹痛以及崩漏、痛经、牙龈肿痛、出血。

【用法与用量】口服。一次 3 粒，一日 3 次，7 日为一疗程；或必要时服。

【不良反应】服用独一味胶囊偶见服药后胃脘不适、隐痛[1]。

【注意事项】

1．独一味胶囊有显著的抑菌作用，但较常用抗菌素弱。

2．孕妇禁用。

【规格】每粒装 0.3g。

【临床报道】

1．独一味胶囊结合氨基葡萄糖胶囊能够有效改善腰椎间盘突出症的临床效果，且无明显不良反应[2]。

2．治疗组口服独一味胶囊与对照组腰椎理疗相比较，治愈率、显效率及总有效率差异有统计学意义，治疗组疗程明显缩短[3]。

【参考文献】

[1] 王凌，徐琳，李雨璘，等．独一味胶囊疗效和安全性的循证评价[J]．中国循证医学杂志，2008，8（12）：1060-1078．

[2] 张南强．氨基葡萄糖胶囊联合独一味胶囊治疗腰椎间盘突出症临床分析[J]．中国医学创新，2012，9（30）：118．

[3] 孙国锐，李文静，赵瑞英．独一味胶囊治疗腰椎间盘突出症的临床观察[J]．现代医药卫生，2007，23（9）：1322．

同仁大活络丸

【处方】 蕲蛇（酒制）、制草乌、豹骨（制）、牛黄、乌梢蛇（酒制）、天麻、熟大黄、麝香、血竭、熟地黄、天南星（制）、水牛角浓缩粉等。

【功能与主治】 祛风，舒筋，活络，除湿。用于风寒湿痹引起的肢体疼痛，手足麻木，筋脉拘挛，中风瘫痪，口眼歪斜，半身不遂，言语不清。

【用法与用量】 温黄酒或温开水送服。一次1～2丸，一日2次。

【禁忌】 孕妇禁用。

【注意事项】 服用前应除去蜡皮、塑料球壳及玻璃纸。本品不可整丸吞服。

【规格】 大蜜丸，每丸重3.6g。

小活络丸（片）

【处方】胆南星、制川乌、制草乌、地龙、乳香（制）、没药（制）。

【功能与主治】祛风散寒，化痰除湿，活血止痛。用于风寒湿邪闭阻、痰瘀阻络所致的痹病，症见肢体关节疼痛，或冷痛，或刺痛，或疼痛夜甚、关节屈伸不利、麻木拘挛。

【用法与用量】

丸剂：黄酒或温开水送服。一次 1 丸，一日 2 次。

片剂：口服。一次 4 片，一日 2 次。

【注意事项】孕妇禁用。

【规格】

丸剂：大蜜丸，每丸重 3g。

片剂：每片重 0.4g。

【贮藏】密封。

【药理研究】本品有镇痛、抗炎、免疫抑制及改善血液循环的作用。

· **镇痛作用** 小活络丸能明显减少醋酸引起的小鼠扭体次数[1]，并对热板实验中的小鼠有提高痛阈的作用[2]。

· **抗炎作用** 小活络丸对肉芽组织增生有明显的抑制作用，能降低小鼠琼脂肉芽组织的重量，减轻大鼠棉球肉芽组织的增生[1]。

· **免疫抑制作用** 小活络丸能够抑制免疫应答的多个环节，具有免疫抑制作用[3]。

· **改善血液循环作用** 小活络丸具有明显改变血液流变学的作用，可降低不同切变率下的全血黏度，尤其对低切变率下的全血黏度有明显的降低作用，能降低红细胞压积和红细胞聚集指数，从而达到改变血液流变学、改善血液循环、疏通筋脉作用[1]。

·**毒理**　小活络丸的急性毒性具有明显的昼夜节律，白昼用药毒性大于夜间[2]。

【临床报道】用小活络丸治疗 41 例大骨节病患者，31 例好转，完全治愈 2 例，总有效率为 80.49%，其中对 57 岁以下，病程 15 年以内，Ⅰ、Ⅱ度患者疗效较好；57 岁以上，病程 16 年以上，Ⅱ、Ⅲ度患者效果较差[4]。

【参考文献】

[1] 刘京渤，张永敬，陈几香. 小活络丸主要药效学研究 [J]. 中国药业，2007，16（18）：26-27.

[2] 欧守珍，何平，陈月金，等. 小活络丸镇痛作用及急性毒性的时间药理学研究 [J]. 中国热带医学，2006，6（12）：2241-2247.

[3] 潘竞锵，肖柳英，张丹，等. 小活络丸的抑制免疫抗氧化抗炎及镇痛作用 [J]. 广东药学，2003，13（3）：28-32.

[4] 曹小刚，吕晓亚，徐刚要，等. 3 种药物治疗大骨节病的临床疗效观察 [J]. 中国地方病学杂志，2004，23（6）：591-592.

（二）寒湿证常用中成药品种

本证型中常用"骨通贴膏"、"腰痛宁胶囊"、"虎力散胶囊"、"同仁大活络丹"、"小活络丸（片）"的内容，见"血瘀证常用中成药品种"。

伤湿止痛膏

【处方】伤湿止痛流浸膏（生草乌、生川乌、乳香、没药、生马钱子、丁香、肉桂、荆芥、防风、老鹳草、香加皮、积雪草、骨碎补、白芷、山奈、干姜）、水杨酸甲酯、薄荷脑、冰片、樟脑、芸香浸膏、颠茄流浸膏。

【功能与主治】祛风湿，活血止痛。用于风湿痛，关节、肌肉痛，扭伤。

【用法与用量】外用，贴于患处。

【注意事项】

1．孕妇慎用。

2．对橡胶膏过敏者，皮肤溃烂有渗液者及外伤合并感染化脓者不宜贴用。

3．出现较严重的过敏反应时应找医师处理。

4．药品性状发生改变时（胶布变枯，发硬失粘性）禁止使用。

5．儿童必须在成人的监护下使用。

6．请将此药品放在儿童不能接触的地方。

7．如正在服用其他药品，使用本品前请咨询医师或药师。

【规格】7cm×10cm×3袋×2片。

狗皮膏

【处方】生川乌、生草乌、羌活、独活、青风藤、香加皮、防风、铁丝威灵仙、苍术、蛇床子、麻黄、高良姜、小茴香、官桂、当归、赤芍、木瓜、苏木、大黄、油松节、续断、川芎、白芷、乳香、没药、冰片、樟脑、丁香、肉桂。

【功能与主治】祛风散寒，活血止痛。用于风寒湿邪、气血瘀滞所致的痹病，症见四肢麻木、腰腿疼痛、筋脉拘挛，或跌打损伤、闪腰岔气、局部肿痛；或寒湿瘀滞所致的脘腹冷痛、行经腹痛、寒湿带下、积聚痞块。

【用法与用量】 外用。用生姜擦净患处皮肤，将膏药加温软化，贴于患处或穴位。

【注意事项】 孕妇忌贴腰部和腹部。

【规格】 每张净重12g、15g、24g、30g。

【贮藏】 密闭，置阴凉干燥处。

【药理研究】 本品有抗炎、镇痛作用。

· **抗炎、镇痛作用** 狗皮膏对小鼠耳肿胀及肉芽肿具有一定的抑制作用，且能明显提高小鼠痛阈值，延长潜伏期并减少扭体次数，具有较好的抗炎、镇痛作用[1]。

· **毒理** 狗皮膏对家兔皮肤未引起急性毒性反应和刺激性反应，对豚鼠无致敏作用，实验得出狗皮膏是一种安全性较好的外用药[2]。不可长期使用，长期使用会导致体内的铅含量增高[3]。

【参考文献】

[1] 赵贵琴，李帆帆，李纯刚，等. 狗皮膏抗炎镇痛作用试验研究 [J]. 中药与临床，2011，2（4）：27-29.

[2] 曾勇，赵贵琴，陈怀斌，等. 狗皮膏皮肤用药安全性实验研究 [J]. 时珍国医国药，2012，23（2）：375-376.

[3] 李帆帆，孟宪丽，赵贵琴，等. 狗皮膏大鼠长期毒性试验的体内血液铅变化研究 [J]. 中国中药杂志，2012，37（6）：728-730.

寒痛乐熨剂

【处方】 川乌（生）、草乌（生）、麻黄、苍术、吴茱萸、八角茴香、当归、山奈、薄荷脑、樟脑、冰片、水杨酸甲酯。

【功能与主治】 祛风散寒，舒筋活血。用于风寒湿痹、腰腿疼。

【用法与用量】外用，一日 1 次。将外袋剪开，取出药袋，晃动数次，使药物充分松散，接触空气，手摸有热感时，置于固定袋内，覆盖于痛患处，每袋可发热不少于 15 小时，产热过程中，如有结块，用手轻轻揉散。

【禁忌】外用药，不可内服。孕妇和皮肤溃烂、破损者忌用。

【注意事项】使用时注意调节温度，防止烫伤。

【规格】55g×4 袋。

【临床报道】寒痛乐熨剂治疗腰腿痛患者 56 例，总有效率83.9%，疗效肯定[1]。

【参考文献】

[1] 郭文萍.寒痛乐熨剂治疗腰腿痛 56 例分析 [J].中国误诊学杂志，2009，9（31）：7706.

麝香壮骨膏

【处方】麝香壮骨膏浸膏（生川乌、生草乌、麻黄、苍术、当归、山奈、八角茴香、干姜、白芷）、人工麝香、豹骨、冰片、樟脑、薄荷脑。

【功能与主治】镇痛，消炎。用于风湿痛、关节痛、腰痛、神经痛、肌肉酸痛、扭伤、挫伤。

【用法与用量】外用，贴患处。将患处皮肤表面洗净，擦干，撕去覆盖在膏布上的隔离层，将膏面贴于患处的皮肤上，天冷时，可辅以按摩与热敷。

【不良反应】偶见皮肤红痒[1]。

【禁忌】

1．孕妇禁用。

2．开放性伤口忌用，有皮肤病者慎用。

【注意事项】

1．本品为外用药，禁止内服。

2．忌食生冷、油腻食物。

3．皮肤破溃或感染处禁用。

4．哺乳期妇女慎用。儿童、年老体弱者应在医师指导下使用。

5．本品不宜长期或大面积使用，使用中如有皮肤发痒、变红或其他不适等过敏现象时，应立即取下，症状严重者应去医院就诊。服药过程中一旦发现有过敏性皮炎、麻疹或其他过敏现象者立即停药。

6．用药3天症状无缓解，应去医院就诊。

7．对本品及酒精过敏者禁用，过敏体质者慎用。

8．药品性状发生改变时禁止使用。

9．儿童必须在成人监护下使用。

10．请将此药品放在儿童不能接触的地方。

11．如正在使用其他药品，使用本品之前请咨询医师或药师。

【规格】 7cm×10cm。

【参考文献】

[1] 郭金凤.麝香壮骨膏致接触性皮炎 [J].药物不良反应杂志，2004，（2）：132.

寒湿痹颗粒（减糖型）

【处方】 附子（制）、制川乌、黄芪、桂枝、麻黄、白术（炒）、当归、白芍、威灵仙、木瓜、细辛、甘草（制）。

【功能与主治】 祛寒除湿，温通经络。用于肢体关节疼痛，疲困或肿胀，局部畏寒，风湿性关节炎。

【用法与用量】 开水冲服。一次5g，一日3次。

【注意事项】孕妇忌服，身热高烧者禁用。

【规格】每袋装 5g。

代温灸膏

【处方】辣椒、肉桂、生姜、肉桂油。

【功能与主治】温通经脉，散寒镇痛。用于风寒阻络所致腰背、四肢关节冷痛及风寒内停引起的脘腹冷痛，虚寒泄泻；慢性虚寒性胃肠炎，慢性风湿性关节炎见上述证候者。

【用法与用量】外用。根据病证，按穴位贴一张。

【禁忌】孕妇禁用。

【注意事项】

1．皮肤破伤处不宜使用。

2．皮肤过敏者停用。

3．禁止内服。

4．小儿、年老患者应在医师指导下使用。

5．药品性状发生改变时禁止使用。

6．儿童必须在成人的监护下使用。

7．请将此药品放在儿童不能接触的地方。

8．如正在服用其他药物，使用本品前请咨询医师或药师。

【规格】8 贴 ×5 袋。

追风透骨丸（胶囊、片）

【处方】制川乌、白芷、制草乌、香附（制）、甘草、白术（炒）、没药（制）、川芎、乳香（制）、秦艽、地龙、当归、茯苓、赤小豆、羌活、天麻、赤芍、天南星（制）、桂枝、甘松、朱砂。

【功能与主治】祛风除湿，通经活络，散寒止痛。用于风寒湿痹，肢节疼痛，肢体麻木。

【用法与用量】

丸剂：口服。一次 6g，一日 2 次。

胶囊：口服。一次 4 粒，一日 2 次。

片剂：口服。一次 4 片，一日 2 次。

【注意事项】不宜久服，属热痹者及孕妇忌服。

【规格】

丸剂：每袋装 6g。

胶囊：每粒装 0.26g。

片剂：每片重 0.29g。

【贮藏】密封。

【药理研究】本品有抗炎、镇痛及活血化瘀作用。

· **抗炎、镇痛作用** 追风透骨丸对醋酸所致的小鼠扭体反应、棉球所致大鼠肉芽组织增生及鸡蛋清引起的大鼠关节肿胀均有明显的抑制作用，并可显著延长小鼠热板法致痛的痛阈值，表明追风透骨丸有显著的抗炎、镇痛作用[1]。

· **活血化瘀作用** 追风透骨丸可缓解血栓形成，改善微循环，降低血浆黏度[1]。

· **毒理** 小鼠对追风透骨丸的最大耐受量为 120g/kg，相当于人临床用量的 78 倍[1]。

【临床报道】追风透骨丸结合电针治疗坐骨神经痛治愈率39.1%，显效率41.2%，临床效果显著[2]。

【参考文献】

[1] 许实波，项辉.中成药追风透骨丸的急性毒性及药效学研

究 [J]. 中山大学学报论丛，1994，（6）：90-96.

[2] 林涵，贺君. 追风透骨丸结合电针治疗坐骨神经痛临床报道 [J]. 实用中医药杂志，2007，23（7）：424-425.

（三）湿热证常用中成药品种

湿热痹颗粒

【处方】 苍术、忍冬藤、地龙、连翘、黄柏、薏苡仁、防风、川牛膝、粉萆薢、桑枝、防己、威灵仙。

【功能与主治】 祛风除湿，清热消肿，通络定痛。用于湿热痹证，其症状为肌肉或关节红肿热痛，有沉重感，步履艰难，发热，口渴不欲饮，小便黄。

【用法与用量】 开水冲服。一次1袋，一日3次。

【规格】 每袋装5g（减糖型）。

【临床报道】 通过对小鼠醋酸扭体实验，小鼠毛细血管通透性实验及二甲苯致小鼠耳郭肿胀实验的观察，证明湿热痹颗粒具有显著的抗炎镇痛作用[1]。

【参考文献】

[1] 辛增辉，季春，肖丹，等. 湿热痹颗粒镇痛抗炎作用的实验研究 [J]. 中药新药与临床药理，2009（5）：123-126.

风湿祛痛胶囊

【处方】 川黄柏、苍术、威灵仙、鸡血藤、蜂房、乌梢蛇、金钱白花蛇、蕲蛇、红花、土鳖虫、乳香、没药、全蝎、蜈蚣、地龙等。

【功能与主治】 燥湿祛风，活血化瘀，通络止痛。用于痹症寒热错杂证，症见肌肉关节疼痛，肿胀，关节活动受限，晨僵，局部发热；风湿性关节炎、类风湿关节炎见上述证候者。

【用法与用量】口服。一次5粒，一日3次，餐后30分钟口服。风湿性关节炎4周为一疗程，类风湿关节炎8周为一疗程。

【注意事项】

1．孕妇忌用。

2．过敏体质者慎用。

【规格】每粒装0.3g。

通滞苏润江胶囊

【处方】秋水仙、司卡摩尼亚脂、西红花、番泻叶、诃子（肉）、盒果藤、巴旦仁。

【功能与主治】开通阻滞，消肿止痛。用于关节骨痛，风湿病，类风湿关节炎，坐骨神经痛，骨关节炎，强直性脊柱炎，慢性腰背疼，颈椎病，各种疼痛综合征，骨质疏松，骨质增生。

【用法与用量】口服。一次5～7粒，一日2次。

【注意事项】痔疮患者慎用。

【规格】每粒装0.25g。

（四）肾阴虚证常用中成药品种

健步强身丸

【处方】知母、黄柏、龟甲（醋淬）、熟地黄、当归、白芍、炙黄芪、人参、续断、独活、牛膝、木瓜等24味。

【功能与主治】补肾健骨，宣痹止痛。用于肝肾阴虚、风湿阻络引起的筋骨痿软，腰膝酸痛，足膝无力，行步艰难。

【用法与用量】淡盐水或温开水送服。一次 6g，一日 2 次。

【禁忌】孕妇忌服。

【规格】每 100 粒重 10g。

六味地黄丸

【处方】熟地黄、山茱萸（制）、牡丹皮、山药、茯苓、泽泻，辅料为蜂蜜。

【功能与主治】滋阴补肾。用于肾阴亏损，头晕耳鸣，腰膝酸软，骨蒸潮热，盗汗遗精。

【用法与用量】口服。一次 1 丸，一日 2 次。

【注意事项】

1．忌不易消化食物。

2．忌辛辣食物。

3．感冒发热患者不宜服用。

4．有高血压、心脏病、肝病、糖尿病、肾病等慢性病严重者应在医师指导下服用。

5．儿童、孕妇、哺乳期妇女应在医师指导下服用。

6．服药 4 周症状无缓解，应去医院就诊。

7．对本品过敏者禁用，过敏体质者慎用。

8．本品性状发生改变时禁止使用。

9．儿童必须在成人监护下使用。

10．请将本品放在儿童不能接触的地方。

11．如正在使用其他药品，使用本品前请咨询医师或药师。

【规格】大蜜丸，每丸重 9g。

【贮藏】密封。

左归丸

【处方】大怀熟地、山药、枸杞、山茱萸、川牛膝（酒洗蒸熟）、鹿角胶（敲碎，炒珠）、龟板胶（切碎，炒珠）、菟丝子（制）。

【功能与主治】滋肾补阴。用于真阴不足证，症见头晕目眩，腰酸腿软，遗精滑泄，自汗盗汗，口燥舌干，舌红少苔，脉细。

【用法与用量】口服。一次9g，一日2次。

【禁忌】方中组成药物以阴柔滋润为主，久服常服易滞脾碍胃，故脾虚泄泻者慎用。

【注意事项】

1. 忌油腻食物。

2. 感冒患者不宜服用。

3. 服药2周或服药期间症状无改善，或症状加重，或出现新的严重症状，应立即停药并去医院就诊。

4. 对本品过敏者禁用，过敏体质者慎用。

5. 药品性状发生改变时禁止使用。

6. 请将本品放在儿童不能接触的地方。

7. 如正在使用其他药品，使用本品前请咨询医师或药师。

【规格】每10粒重1g。

（五）肾阳虚证常用中成药品种

壮腰健肾丸

【处方】狗脊（制）、金樱子、黑老虎根、鸡血藤、桑寄生

（蒸）、千斤拔、牛大力、菟丝子、女贞子，辅料为蜂蜜。

【功能与主治】壮腰健肾，祛风活络。用于肾亏腰痛，风湿骨痛，膝软无力，神经衰弱，小便频数。

【用法与用量】口服。一次1丸，一日2～3次。

【禁忌】孕妇忌服，儿童禁用。

【注意事项】

1．忌生冷食物。

2．外感或实热内盛者不宜服用。

3．本品宜饭前服用。

4．按照用法用量服用，年老体弱者，高血压、糖尿病患者应在医师指导下服用。

5．服药2周或服药期间症状无改善，或症状加重，或出现新的严重症状，应立即停药并去医院就诊。

6．药品性状发生改变时禁止服用。

7．请将此药品放在儿童不能接触的地方。

8．如正在服用其他药品，使用本品前请咨询医师或药师。

【规格】大蜜丸，每丸重9g。

【药理研究】

·**壮阳补肾**　壮腰健肾丸能增加棉油性大鼠精子数，去势小鼠及正常大鼠性器官的重量。增加小鼠精子活力，附睾管和睾丸曲细管腔内精子细胞及精子增多，孕鼠活胎数增多。表明壮腰健肾丸有壮阳补肾作用[1]。

·**消炎镇痛**　壮腰健肾丸能明显抑制二甲苯性小鼠耳部肿胀及醋酸性小鼠腹腔伊文思蓝渗出量，并能明显抑制大鼠棉球肉芽肿及甲醛性大鼠后足踝关节炎症反应。壮腰健肾丸能明显降低大鼠肾上腺维生素 C 含量，表明其抗炎作用与影响垂体－肾上腺轴功能有关。壮腰健肾丸能提高小鼠热板反应的痛阈值及醋酸所致扭体反应出现时间，表明其有镇痛作用[1]。

·**抗应激** 壮腰健肾丸能明显延长小鼠在高温（40±0.5℃）、低温（12±0.5℃）负重情况下的游泳时间及常压缺氧情况下的生存时间。表明其有抗应激、抗疲劳、抗缺氧作用。

·**增强免疫** 壮腰健肾丸 15g/kg 灌胃给药，能明显增加正常小鼠、绵羊红细胞免疫小鼠及阳虚小鼠血清 IgG 的含量；菟丝子、女贞子能促进免疫球蛋白的形成及淋巴细胞转化，鸡血藤、女贞子能延长抗体存活时间，菟丝子能促进正常人体淋巴细胞转化，狗脊、鸡血藤、桑寄生能促进动物淋巴细胞转化，桑寄生能促进 E 花环形成的细胞数，表明壮腰健肾丸有增强体液及细胞免疫作用。

·**抗氧化抗衰老** 应用基因芯片技术对壮腰健肾丸的药理作用机制在基因库的水平上进行研究，说明在模拟临床整体口服的条件下，壮腰健肾丸有抗氧化抗衰老的作用[2]。

·**其他** 本品所含毛柳甙有促进小鼠中枢神经系统活动的功能；桑寄生有镇静及降低麻醉动物血压作用，此外还有利尿和抗病原微生物作用。

【临床报道】应用基因芯片技术对壮腰健肾丸的药理作用机制在基因库的水平上进行研究。实验采用双盲法，经 5 次重复实验测试结果表明：经服用壮腰健肾丸，果蝇衰老实验模型身上基因库所有 13,000 个基因中，370 个基因的表达水平发生了显著的调整。其中表达明显增强基因有 106 个，上调量前十位的基因，大部分与清除氧化自由基、抑制细胞发生程序性凋亡的作用有关，包括谷胱甘肽转硫酶、细胞色素 P450、氧化还原酶、热休克蛋白等。表达明显降低的基因有 264 个，前十位的基因包括蛋白质氧化酶、蛋白质分解酶、谷胱甘肽氧化酶，兴奋性递质受体等与造成细胞氧化，促使细胞发生凋亡相关的基因。综合结果提示壮腰健肾丸有抗氧化损伤，有延缓衰老的作用，同时口服壮腰健肾丸能升高小鼠海马区还原型谷胱甘肽的含量，降低小鼠海马区脑组织 MDA 的含量，进一步说明在模拟临床整体口服的条件下，壮腰健肾丸有抗氧化抗衰老的作用[2]。

【参考文献】

[1] 孙宝莹，杜弘，李锐，等 . 壮腰健肾口服液的药理作用 [J]. 中成药，2000，22（7）：501-504.

[2] 李国驹，许招懂，刘袁芳，等 . 壮腰健肾丸抗氧化、抗衰老作用的基因芯片研究 [J]. 中药材，2006，29（4）：365-367.

尪痹颗粒（片、胶囊）

【处方】 地黄、熟地黄、续断、附片（黑顺片）、独活、骨碎补、桂枝、淫羊藿、防风、威灵仙、皂角刺、羊骨、白芍、狗脊（制）、知母、伸筋草、红花。

【功能与主治】 补肝肾，强筋骨，祛风湿，通经络。用于肝肾不足、风湿阻络所致的尪痹，症见肌肉、关节疼痛，局部肿大，僵硬畸形，屈伸不利，腰膝酸软，畏寒乏力；类风湿关节炎见上述证候者。

【用法与用量】

颗粒剂：开水冲服。规格（1）、（2）一次 6g，一日 3 次。

胶囊：口服。一次 5 粒，一日 3 次。

片剂：口服。规格（1）一次 7～8 片，规格（2）一次 4 片，一日 3 次。

【注意事项】 孕妇慎服。

【规格】

颗粒剂：每袋装（1）3g，（2）6g。

胶囊：每粒装 0.55g。

片剂：每片重（1）0.25g，（2）0.5g。

【贮藏】 密封。

益肾蠲痹丸

【处方】 地黄、熟地黄、当归、淫羊藿、全蝎、蜈蚣、蜂房、骨碎补、地龙、乌梢蛇、延胡索等 20 味药材。

【功能与主治】 温补肾阳，益肾壮督，搜风剔邪，蠲痹通络。用于症见发热，关节疼痛、肿大、红肿热痛、屈伸不利、肌肉疼痛、瘦削或僵硬、畸形的顽痹（类风湿关节炎）。

【用法与用量】 口服。一次 8g，疼痛剧烈可加至 12g，一日 3 次，饭后温开水送服。

【禁忌】 妇女月经期经行量多者停用，孕妇禁服。过敏体质和温热偏盛者慎服本品。

【注意事项】

1．本丸是标本兼治之品，起效较慢，一般 30 天为一疗程。对曾服用多种药物治疗的患者，在服用本丸疼痛减轻后才可逐渐递减原服用药物，不可骤停。

2．服用本品后偶有皮肤瘙痒等过敏反应和口干、便秘、胃脘不适。

3．本品含寻骨风药材，该药材含马兜铃酸，可引起肾脏损害等不良反应，肾功能不全者慎用。

【规格】 每袋装 8g。

【贮藏】 密封，防潮。

【药理研究】

·**抗炎、消肿、镇痛** 此药偏重虫类药物，均含有动物异体蛋白质，对机体补养调整有特殊作用，特别是蛇类还能促进垂体前叶促肾上腺皮质激素的合成和释放，使血中这种激素浓度升高，从而达到抗炎、消肿、止痛的效果[1]。

·**调节免疫** 调节机体细胞免疫和体液免疫。

·**保护关节** 能降低滑膜组织炎症、减少胶原纤维沉着、修复关节软骨细胞缺损部位。

·**治疗类风湿** 降低血沉、抗"0"，促进类风湿因子转阴。

·**调节代谢** 含有多种氨基酸和微量元素，直接参与合成各种酶和调节人体内的代谢平衡。

【临床报道】 益肾蠲痹丸治疗骨性关节炎总有效率为 97.5%，显效率为 30.0%[2]。

【参考文献】

[1] 王洪艳，赵瑞芬. 益肾蠲痹丸异病同治验案举隅 [J]. 吉林中医药，2001，3：57.

[2] 王露，黄云台，孟庆良. 益肾蠲痹丸治疗骨性关节炎的临床疗效及安全性研究 [J]. 中国中医药，2010，8（13）：192-193.

附桂骨痛胶囊

【处方】 附子（制）、制川乌、肉桂、党参、当归、白芍（炒）、淫羊藿、乳香（制）。

【功能与主治】温阳散寒，益气活血，消肿止痛。用于阳虚寒湿型颈椎及膝关节增生性关节炎。症见局部骨节疼痛、屈伸不利、麻木或肿胀，遇热则减，畏寒肢体冷等。

【用法与用量】口服。一次 4～6 粒，一日 3 次，饭后服，疗程 3 个月；如需继续治疗，必须停药 1 个月后遵医嘱服用。

【禁忌】孕妇及有出血倾向者、阴虚内热者禁用。

【注意事项】

1．服药后少数可见胃脘不舒，停药后可自行消除。

2．服药期间注意血压变化。

3．高血压、严重消化道疾病患者慎用。

【规格】每粒装 0.33g。

【药理研究】

·抗炎实验　通过观察附桂骨痛胶囊对蛋清所致大鼠足跖肿胀的影响，对小鼠腹腔毛细血管通透性的影响及对小鼠肉芽肿增生的影响，表明附桂骨痛胶囊具有显著抗炎作用[1]。

·镇痛作用　附桂骨痛胶囊能减少甲醛致疼痛大鼠的抬足次数，提高热板所致小鼠疼痛阈值，对醋酸所致小鼠扭体反应有明显对抗作用，证实该制剂具有镇痛作用[1]。

【参考文献】

[1] 岳兴如，阮耀，刘萍，等 . 附桂骨痛胶囊的抗炎镇痛作用研究 [J]. 时珍国医国药，2007，（5）：1281-1282.

右归丸

【处方】熟地黄、山药、山茱萸（酒炙）、枸杞子、菟丝子、鹿角胶、杜仲（盐炒）、肉桂、当归、附子（炮附片）。

【**功能与主治**】温补肾阳，填精益髓。主治肾阳不足引起的命门火衰，神疲气怯，畏寒肢冷，阳痿遗精，不能生育，腰膝酸软，小便自遗，肢节痹痛，周身浮肿；或火不能生土，脾胃虚寒，饮食少进，或呕恶腹胀，或翻胃噎膈，或脐腹多痛，或大便不实，泻痢频作。

【**用法与用量**】口服。成人一次1丸，一日2～3次，7岁以下儿童用量减半。

【**注意事项**】忌食生冷，肾虚有湿浊者不宜应用。

【**规格**】每丸重9g。

附二

治疗腰椎间盘突出症的常用中成药简表

证型	药物名称	功能	主治病证	用法用量	备注
血瘀证	701跌打镇痛膏	活血止痛，散瘀消肿，祛风胜湿。	用于急、慢性扭挫伤，慢性腰腿痛，风湿性关节痛。	外用。按需要面积剪下药膏，顺着隔粘纸纵纹撕开，贴于洗净揩干之患处，用手按压贴牢；如气温较低时使用，药膏黏性可能降低，应稍加温，使之易于贴牢。	药典
	骨刺宁胶囊	活血化瘀，通络止痛。	用于治疗颈椎病、腰椎骨质增生症、腰椎间盘突出症的瘀阻脉络证，具有缓解疼痛，改善活动功能的作用。	口服。一次4粒，一日3次，饭后服。	药典，医保
	骨友灵擦剂	活血化瘀，消肿止痛。	用于软组织损伤引起的肿胀，疼痛。	外用。喷于患处，热敷20～30分钟，一次2～5ml，一日2～3次，14日为一疗程。	医保

证型	药物名称	功能	主治病证	用法用量	备注
血瘀证	活血止痛膏	活血止痛，舒筋通络。	用于筋骨疼痛，肌肉麻痹，痰核流注，关节酸痛。	贴患处。	药典，医保
	骨通贴膏	祛风散寒，活血通络，消肿止痛。	用于骨痹属寒湿阻络兼血瘀证之局部关节疼痛、肿胀、麻木重着、屈伸不利或活动受限；退行性骨性关节炎见上述证候者。	外用，贴于患处。贴用前将患处皮肤洗净，7天为一疗程；或遵医嘱。	医保
	腰痛宁胶囊	消肿止痛，疏散寒邪，温经通络。	用于腰椎间盘突出症、腰椎增生症、坐骨神经痛、腰肌劳损、腰肌纤维炎、慢性风湿性关节炎。	黄酒兑少量温开水送服。一次4~6粒，一日一次。睡前半小时服或遵医嘱。	药典
	虎力散胶囊	驱风除湿，舒筋活络，行瘀消肿定痛。	用于风湿麻木，筋骨疼痛，跌打损伤，创伤流血。	口服，一次1粒，一日1~2次，开水或温酒送服。外用，将内容物撒于伤口处。	医保
	独一味胶囊	活血止痛，化瘀止血。	用于多种外科手术后的刀口疼痛、出血，外伤骨折，筋骨扭伤，风湿痹痛以及崩漏、痛经、牙龈肿痛、出血。	口服。一次3粒，一日3次，7日为一疗程；或必要时服。	药典
	同仁大活络丸	祛风，舒筋，活络，除湿。	用于风寒湿痹引起的肢体疼痛，手足麻木，筋脉拘挛，中风瘫痪，口眼歪斜，半身不遂，言语不清。	温黄酒或温开水送服。一次1~2丸，一日2次。	医保

续表

证型	药物名称	功能	主治病证	用法用量	备注
血瘀证	小活络丸（片）	祛风散寒，化痰除湿，活血止痛。	用于风寒湿邪闭阻、痰瘀阻络所致的痹病，症见肢体关节疼痛，或冷痛，或刺痛，或疼痛夜甚、关节屈伸不利、麻木拘挛。	丸剂：黄酒或温开水送服。一次1丸，一日2次。片剂：口服。一次4片，一日2次。	丸剂：基药，药典，医保片剂：基药，医保
寒湿证	伤湿止痛膏	祛风湿，活血止痛。	用于风湿痛，关节、肌肉痛、扭伤。	外用，贴于患处。	药典
	狗皮膏	祛风散寒，活血止痛。	用于风寒湿邪、气血瘀滞所致的痹病，症见四肢麻木、腰腿疼痛、筋脉拘挛，或跌打损伤、闪腰岔气、局部肿痛；或寒湿瘀滞所致的脘腹冷痛、行经腹痛、寒湿带下、积聚痞块。	外用。用生姜擦净患处皮肤，将膏药加温软化，贴于患处或穴位。	药典，基药，医保
	寒痛乐熨剂	祛风散寒，舒筋活血。	用于风寒湿痹、腰腿疼。	外用，一日1次。将外袋剪开，取出药袋，晃动数次，使药物充分松散，接触空气，手摸有热感时，置于固定袋内，覆盖于痛患处，每袋可发热不少于15小时，产热过程中，如有结块，用手轻轻揉散。	医保
	麝香壮骨膏	镇痛，消炎。	用于风湿痛、关节痛、腰痛、神经痛、肌肉酸痛、扭伤、挫伤。	外用，贴患处。将患处皮肤表面洗净，擦干，撕去覆盖在膏布上的隔离层，将膏面贴于患处的皮肤上，天冷时，可辅以按摩与热敷。	医保

证型	药物名称	功 能	主治病证	用法用量	备注
寒湿证	骨通贴膏	见124页	同前	同前	同前
	腰痛宁胶囊	见124页	同前	同前	同前
	寒湿痹颗粒（减糖型）	祛寒除湿，温通经络。	用于肢体关节疼痛，疲困或肿胀，局部畏寒，风湿性关节炎。	开水冲服。一次5g，一日3次。	颗粒
	虎力散胶囊	见124页	同前	同前	同前
	代温灸膏	温通经脉，散寒镇痛。	用于风寒阻络所致腰背、四肢关节冷痛及风寒内停引起的脘腹冷痛，虚寒泄泻；慢性虚寒性胃肠炎，慢性风湿性关节炎见上述证候者。	外用。根据病证，按穴位贴一张。	药典
	同仁大活络丸	见124页	同前	同前	同前
	小活络丸（片）	见125页	同前	同前	同前
	追风透骨丸（胶囊、片）	祛风除湿，通经活络，散寒止痛。	用于风寒湿痹，肢节疼痛，肢体麻木。	丸剂：口服。一次6g，一日2次。胶囊：口服。一次4粒，一日2次。片剂：口服。一次4片，一日2次。	丸剂：药典，医保
湿热证	湿热痹颗粒	祛风除湿，清热消肿，通络定痛。	用于湿热痹证，其症状为肌肉或关节红肿热痛，有沉重感，步履艰难，发热，口渴不欲饮，小便黄。	开水冲服。一次1袋，一日3次。	

续表

证型	药物名称	功能	主治病证	用法用量	备注
湿热证	风湿祛痛胶囊	燥湿祛风，活血化瘀，通络止痛。	用于痹症寒热错杂证，症见肌肉关节疼痛，肿胀，关节活动受限，晨僵，局部发热；风湿性关节炎、类风湿关节炎见上述证候者。	口服。一次5粒，一日3次，餐后30分钟口服。风湿性关节炎4周为一疗程，类风湿关节炎8周为一疗程。	医保
	通滞苏润江胶囊	开通阻滞，消肿止痛。	用于关节骨痛，风湿病，类风湿关节炎，坐骨神经痛，骨关节炎，强直性脊柱炎，慢性腰背疼，颈椎病，各种疼痛综合征，骨质疏松，骨质增生。	口服。一次5～7粒，一日2次。	医保
肾阴虚证	健步强身丸	补肾健骨，宣痹止痛。	用于肝肾阴虚、风湿阻络引起的筋骨痿软，腰膝酸痛，足膝无力，行步艰难。	淡盐水或温开水送服。一次6g，一日2次。	医保
	六味地黄丸	滋阴补肾。	用于肾阴亏损，头晕耳鸣，腰膝酸软，骨蒸潮热，盗汗遗精。	口服。一次1丸，一日2次。	药典，医保
	左归丸	滋肾补阴。	用于真阴不足证，症见头晕目眩，腰酸腿软，遗精滑泄，自汗盗汗，口燥舌干，舌红少苔，脉细。	口服。一次9g，一日2次。	医保
肾阳虚证	壮腰健肾丸	壮腰健肾，祛风活络。	用于肾亏腰痛，风湿骨痛，膝软无力，神经衰弱，小便频数。	口服。一次1丸，一日2～3次。	医保

证型	药物名称	功　能	主治病证	用法用量	备注
肾阳虚证	尪痹颗粒（片、胶囊）	补肝肾，强筋骨，祛风湿，通经络。	用于肝肾不足、风湿阻络所致的尪痹，症见肌肉、关节疼痛，局部肿大、僵硬畸形，屈伸不利，腰膝酸软，畏寒乏力；类风湿关节炎见上述证候者。	颗粒剂：开水冲服。规格（1）、（2）一次6g，一日3次。胶囊：口服。一次5粒，一日3次。片剂：口服。规格（1）一次7～8片，规格（2）一次4片，一日3次。	颗粒剂：药典，基药，医保片剂：药典，基药，医保胶囊：医保
	益肾蠲痹丸	温补肾阳，益肾壮督，搜风剔邪，蠲痹通络。	用于症见发热，关节疼痛、肿大、红肿热痛、屈伸不利、肌肉疼痛、瘦削或僵硬，畸形的顽痹（类风湿关节炎）。	口服。一次8g，疼痛剧烈可加至12g，一日3次，饭后温开水送服。	医保，基药
	附桂骨痛胶囊	温阳散寒，益气活血，消肿止痛。	用于阳虚寒湿型颈椎及膝关节增生性关节炎。症见局部骨节疼痛、屈伸不利、麻木或肿胀，遇热则减，畏寒肢体冷等。	口服。一次4～6粒，一日3次，饭后服，疗程3个月；如需继续治疗，必须停药1个月后遵医嘱服用。	医保
	右归丸	温补肾阳，填精益髓。	主治肾阳不足引起的命门火衰，神疲气怯，畏寒肢冷，阳痿遗精，不能生育，腰膝酸软，小便自遗，肢节痹痛，周身浮肿；或火不能生土，脾胃虚寒，饮食少进，或呕恶腹胀，或翻胃噎膈，或脐腹多痛，或大便不实，泻痢频作。	口服。成人一次1丸，一日2～3次，7岁以下儿童用量减半。	药典，医保

颈椎病

颈椎病（cervical spondylosis, CS）是指颈椎椎间盘组织退行性改变及其继发病理改变累及其周围组织结构（神经根、脊髓、椎动脉、交感神经等），并出现相应临床表现的综合征。国际上颈椎病的概念较为含糊，常有退变性椎间盘症（degenerative disc disease）、颈椎退变（degenerative cervical spine）、颈椎关节僵硬（cervical spondylosis）等名词，而 cervical spondylosis 最为常用。流行病学显示中国颈椎病患者的发病率约为 3.8% ～ 17.6%，且每年新增颈椎病患者大约 100 万人，随着生活和工作方式的改变、电脑的广泛普及，颈椎病有迅速增加和年轻化趋势，将成为 21 世纪发病率最高的疾病之一。

中医学关于颈椎病的论述，散见于"痹证"、"头痛"、"眩晕"、"项强"、"项筋急"和"项肩痛"等。如《素问·逆调论》说："骨痹，是人当挛节也。……人之肉苛者，虽近衣絮，犹尚苛也，是谓何疾？……曰：荣气虚，卫气实也，荣气虚则不仁，卫气虚则不用，荣卫俱虚，则不仁不用，肉如故也，人身与志不相有，曰死。"这里所描述的病症与脊髓型颈椎病类似。汉·张仲景《伤寒论》说："项背强几几，……桂枝葛根汤主之。"明·张瑞在《张氏医通》中说："肾气不循故道，气逆挟脊而上，致肩背痛，……或观书对弈久坐致脊背痛。"指出了类似颈椎病的形成原因，同时他还详细记载了肩背臂痛的辨证施治，为后世治疗颈椎病提供了宝贵的经验。

1817 年，James Parkinson 描述了颈椎神经受压的病例，成为近代对颈椎病最早的记载。1930 年，Peet 和 Echols 首先指出颈椎间盘突出可产生对脊髓的压迫而出现一系列临床表现。1956 年，Jackson 出版了《颈椎病》一书，被认为是国际性权威专著。

国内对本病的现代研究开始于 60 年代初，范国声、杨克勤、吴祖尧、屠开元等都开展了颈椎手术研究，1965 年米嘉祥对本病作了综述，1975 年出版了《颈椎病》一书，对本病的病因和分型的论述使国内认识与国际趋于一致。

　　1984 年（桂林）第一次颈椎病专题座谈会对颈椎病进行了定义、分型和治疗的讨论。1992 年（青岛）第二次颈椎病专题座谈会对颈椎病的定义、分型进行修订，之后获得行业内的广泛认可和应用。2005 年中华中医药学会骨伤分会开始制定了《骨伤科疾病病名、诊断、疗效评定标准》。2007 年成立全国骨伤科协作组颈椎病分组，负责颈椎病临床规范编写工作，2007 年 6 月，我国首部《颈椎病诊治与康复指南》，将颈椎病的诊治和康复分为颈椎病的定义、分型、临床表现、诊断标准、治疗和预防 6 大部分，从不同的角度对颈椎病的诊治和康复进行详细说明。

一、中医病因病机分析及常见证型

　　颈椎病在中医学中没有确切相对应的病名，其临床表现复杂、繁多，多归为中医学"项臂痛"、"痹证"、"项痹病"、"眩晕"、"痉证"、"痿证"等病证的范畴。1994 年国家中医药管理局发布的中华人民共和国中医药行业标准《中医病证诊断疗效标准》规定颈椎病的诊断标准为：① 有慢性劳损或外伤史，或有颈椎先天性畸形、颈椎退行性病变；② 多发于 40 岁以上中年人，长期低头工作者，往往呈慢性发病；③ 颈、肩背疼痛，头痛头晕，颈部板硬，上肢麻木；④ 颈部活动功能受限，病变颈椎棘突，患侧肩胛骨内上角常有压痛，可摸到条索状硬结，可有上肢肌力减弱和肌肉萎缩，臂丛牵拉试验阳性，压颈试验阳性；⑤ X 线正位摄片显示钩椎关节增生，张口位可有齿状突偏歪，侧位摄片显示颈椎曲度变直，椎间隙变窄，有骨质增生或韧带钙化，斜位摄片可见椎间孔变小。CT及磁共振检查对定性定位诊断有意义。本病的证型有：风寒湿阻证、血瘀气滞证、痰湿阻络证、肝肾不足证、气血亏虚证。

二、辨证选择中成药

1. 风寒湿阻证

【临床表现】颈、肩、上肢串痛麻木，以痛为主，头有沉重感，颈部僵硬，活动不利，恶寒畏风。舌淡红，苔薄白，脉弦紧。

【辨证要点】颈肩疼痛，颈部僵硬，恶寒畏风，遇寒痛增，得温痛减。舌淡红，苔薄白，脉弦紧。

【病机简析】风为百病之长，寒性收引、凝滞，湿性重着。风寒湿三邪夹杂侵袭颈部筋肉，使颈筋气血凝滞，经络闭阻，筋脉不舒而发生颈项疼痛，此种情况多在睡眠时、颈肩外露，遭受风寒湿邪侵袭而发病。出现颈肩疼痛，颈部僵硬，活动不利，恶寒畏风，遇寒痛增，得温痛减等症。

【治法】散寒除湿，温经止痛。

【辨证选药】可选根痛平颗粒（片）、大活络丸（胶囊）、风湿骨痛胶囊（颗粒、片）、风湿祛痛胶囊、风湿液、附桂骨痛胶囊（颗粒、片）等，外用复方南星止痛膏、代温灸膏、伤湿止痛膏、狗皮膏、骨通贴膏、寒痛乐熨剂等。

此类中成药的组方多由葛根、桂枝、白芍、甘草、生姜、羌活、独活、藁本、防风、甘草、川芎等药物组成，可发挥良好的散寒除湿，温经止痛的作用。

2. 血瘀气滞证

【临床表现】头、颈、肩、背以及上肢疼痛麻木，呈胀闷感，疼痛呈刺痛样，痛有定处，拒按，夜间痛甚。舌质紫黯有瘀斑瘀点，脉弦涩。

【辨证要点】疼痛呈刺痛样，痛有定处，拒按，夜间痛甚。舌质紫黯有瘀斑瘀点，脉弦涩。

【病机简析】由于颈部筋肉急性损伤或慢性劳损，而使颈筋损伤撕裂，血不循经，溢于脉外，瘀阻不行，气机受阻，不通则痛，而发为本病。出现疼痛呈刺痛样，痛有定处，拒按，夜间痛甚，舌质紫黯有瘀斑瘀点，脉弦涩，均为瘀血内停征象。

【治法】活血化瘀，行气止痛。

【辨证选药】可选用颈痛颗粒（片）、颈舒颗粒、颈复康颗粒、骨刺宁胶囊（片）、通滞苏润江胶囊等。外用狗皮膏、701 跌打镇痛膏、活血止痛膏、骨通贴膏、青鹏软膏、消痛贴膏等。

此类中成药多由葛根、川芎、元胡、白芍、当归、桃仁、红花、羌活、地龙、桂枝、桑枝等药物组成，可发挥良好的活血化瘀，行气止痛的作用。

3. 痰湿阻络证

【临床表现】头、颈、肩重浊僵痛，头晕目眩，恶心欲吐，或有头痛，头重如裹，四肢麻木不仁，纳呆。舌暗红，苔厚腻，脉弦滑。

【辨证要点】头、颈、肩重浊僵痛，眩晕，头重如裹，四肢麻木不仁，纳呆。

【病机简析】肾阳亏虚，阳虚水停，加之风邪侵入，风痰相搏，阻滞经络，或风痰上扰清空，或痰湿阻于中焦，而见头痛、眩晕，恶心、欲吐。

【治法】化痰祛湿，散瘀通络。

【辨证选药】口服小活络丸（片）、强力天麻杜仲胶囊、强力定眩胶囊（片）等。外用复方南星止痛膏、狗皮膏、骨通贴膏等。

此类中成药的组方于化痰祛湿药中多配合陈皮、半夏、枳实、生姜、竹茹、僵蚕等行气化痰、息风通络的药物同用，以增强化痰祛湿之效。

4. 肝肾不足证

【临床表现】颈项酸痛，患肢麻木疼痛，或肢体无力，颈膝酸软，两目干涩，头晕眼花，耳鸣，听力下降，记忆力减退，失眠多梦，咽干口燥。舌体瘦，舌淡，少苔或无苔，脉沉细或细数。

【辨证要点】颈项酸痛，肢体无力，腰膝酸软，记忆力减退。舌淡，少苔或无苔，脉沉细或细数。

【病机简析】肝肾亏虚，精血不足，精血不能上荣元神之府，故见眩晕；精血不足，不能濡养督脉，故见腰膝酸软；肾开窍于耳，肾虚则见耳鸣，听力下降；舌质淡，脉沉细为肝肾不足之象。

【治法】补益肝肾，强壮筋骨，通经活络。

【辨证选药】可选仙灵骨葆胶囊（片）、抗骨增生胶囊（丸、糖浆、口服液、颗粒）、抗骨增生片、藤黄健骨胶囊（丸、片）、骨康胶囊、附桂骨痛胶囊（颗粒、片）、健步强身丸等。

此类中成药的组方常以熟地黄、狗脊、牛膝、续断等补益肝肾、强壮筋骨；淫羊藿、肉苁蓉、补骨脂等温补肾阳；菟丝子、女贞子、白芍等滋补肝肾、养阴益精，知母、丹参等清虚热。

5. 气血亏虚证

【临床表现】上肢麻木、疼痛，以麻为主，四肢乏力，并伴有头晕眼花，面色不华，少气懒言，心悸气短，四肢无力，指甲凹陷无光泽，皮肤枯燥发痒，肌肤蠕动。舌体胖大，舌质淡嫩，舌苔薄白，脉弦细或细涩无力。

【辨证要点】 上肢麻木，四肢乏力，头晕，面色不华，少气懒言。脉弦细或细涩无力，舌体胖大，舌质淡嫩，舌苔薄白。

【病机简析】 患者素体阳气不足，年老体弱或久病劳损以致气血虚弱，不能濡养经筋，营行不利，相搏而痛，肌肉、筋脉失于濡养则可使肩臂麻木不仁，血虚不能上荣可见头晕，面色不华。

【治法】 补益气血，通络止痛。

【辨证选药】 可选用口服痹祺胶囊、附桂骨痛胶囊（颗粒、片）、养血荣筋丸等。

此类中成药的组方常以党参、茯苓、白术、丹参等益气养血，三七、马钱子等活血止痛，从而起到良好的益气养血，活血止痛的作用。

三、用药注意

临床工作中选用中成药要以中医理论为指导，遵循辨证论治的原则，才能在安全的前提下，取得满意的疗效。中医学认为颈椎病发病中肝肾亏虚、风寒湿阻、血瘀气滞等为主要病机，临床用药以补益肝肾、祛风除湿、活血化瘀等为主。同时，颈椎病的发作与日常作息密切相关，治疗的同时患者要注意劳逸结合，避免劳累、风寒，适度加强功能锻炼。活血化瘀乃克伐之剂，逐瘀过猛或使用日久，均可伤正，故不宜久服，或常兼以调补，或间隔使用，或制成丸剂，使化瘀而不伤正。活血化瘀剂性多破泄，孕妇及素有月经量多或崩漏之人应慎用或禁用，防止损胎或出血不已。补血滋阴药性多滋腻，因滋腻碍胃导致气滞，宜与理气健脾药同用。补气助阳药多甘温辛燥，易耗阴液，凡阴虚火旺者不宜用。散寒祛湿类药辛苦温燥，阴虚气滞，脾胃虚弱者，不宜使用。应用本类方药时，注意固护患者脾胃，后天水谷充足，方有利于病情恢复。严格按照用法用量服用，年老体弱者应在医师指导下服用。药品贮藏宜得当，存于阴凉干燥处，药品性状发生改变时禁止服用。药品必须妥善保管，放在儿童不能接触的地方，以防发生意外。对于具体药品的饮食禁忌、配伍禁忌、妊娠禁忌、证候禁忌、病证禁忌、特殊体质禁忌、特殊人群禁忌等，各药品具体内容中均有详细介绍，用药前务必仔细阅读。

附一

常用治疗颈椎病的中成药药品介绍

（一）风寒湿阻证常用中成药品种

根痛平颗粒（片）

【处方】 白芍、葛根、续断、狗脊（砂汤去毛）、伸筋草、桃仁（去皮）、红花、乳香、（醋制）、没药（醋制）、牛膝等12味。

【功能与主治】 活血，通络，止痛。用于风寒阻络所致颈、腰椎病，症见肩颈疼痛、活动受限、上肢麻木。

【用法与用量】

颗粒剂：开水冲服。一次1袋，一日2次，饭后服用；或遵医嘱。

片剂：口服。一次 3 片，一日 3 次；饭后服用。

【禁忌】 孕妇忌用。

【规格】

颗粒剂：每袋装 4g。

片剂：每片重 0.67g。

【注意事项】

1．忌生冷、油腻食物。

2．有高血压、心脏病、肝病、糖尿病、肾病等慢性病严重者应在医师指导下服用。

3．儿童、经期及哺乳期妇女、年老体弱者应在医师指导下服用。

4．对胃肠道有轻度刺激作用，宜饭后服用。

5．服药 7 天症状无缓解，应去医院就诊。

6．对本品过敏者禁用，过敏体质者慎用。

7．药品性状发生改变时禁止使用。

8．儿童必须在成人监护下使用。

9．请将药品放在儿童不能接触的地方。

10．如正在使用其他药品，使用前请咨询医师或药师。

【贮藏】 密封。

大活络丸（胶囊）

【处方】 蕲蛇（酒制）、制草乌、豹骨（制）、牛黄、乌梢蛇（酒制）、天麻、熟大黄、麝香、血竭、熟地黄、天南星（制）、水牛角浓缩粉等 50 味。

【功能与主治】 祛风，舒筋，活络，除湿。用于风寒湿痹引起的肢体疼痛，手足麻木，筋脉拘挛，中风瘫痪，口眼歪斜，半身不遂，言语不清。

【用法与用量】

丸剂：温黄酒或温开水送服。一次 1 ～ 2 丸，一日 2 次。

胶囊：口服。一次 4 粒，一日 3 次。

【禁忌】 孕妇禁用。

【注意事项】 服用丸剂前应除去蜡皮、塑料球壳及玻璃纸，不可整丸吞服。

【规格】

丸剂：每丸重 3.5g。

胶囊：每粒装 0.25g。

【贮藏】 密封。

风湿骨痛胶囊（颗粒、片）

【处方】 制川乌、制草乌、红花、甘草、木瓜、乌梅、麻黄。

【功能与主治】 温经散寒，通络止痛。用于寒湿闭阻经络所致的痹证，症见腰脊疼痛，四肢关节冷痛；风湿性关节炎见上述证候者。

【用法与用量】

胶囊：口服。一次 2 ～ 4 粒，一日 2 次。

颗粒剂：口服。一次 1 ～ 2 袋，一日 2 次。

片剂：口服。一次 4 ～ 6 片，一日 2 次。

【禁忌】 孕妇及哺乳期妇女禁服；严重心脏病，高血压，肝、肾疾病患者忌服。

【注意事项】 本品含乌头碱，应严格在医师指导下按规定剂量服用。不得任意增加用量和服用时间。服药后如果出现唇舌发麻、头痛头昏、腹痛腹泻、心烦欲呕、呼吸困难等情况，应立即停药并到医院就治。

【规格】

胶囊：每粒装 0.3g。

颗粒剂：每袋装 2g。

片剂：每片重 0.36g。

【贮藏】 密封。

【药理研究】 本品具有抗炎、镇痛作用。

· **抗炎、镇痛作用** 风湿骨痛胶囊对急性非特异性炎性渗出、肿胀和慢性非特异性肉芽增生有明显的抑制作用，对化学性和热板致痛有较强的止痛作用[1]。

· **毒理** 风湿骨痛胶囊在相当于临床用量的 60 倍时有轻度毒性反应，35 倍临床量时无任何毒性，表明风湿骨痛胶囊临床应用是安全的[1]。

【参考文献】

[1] 项其正，彭代银，刘青云，等 . 风湿骨痛胶囊的药效和毒性研究 [J]. 中成药，1996，18（3）：32-34.

风湿祛痛胶囊

【处方】 川黄柏、苍术、威灵仙、鸡血藤、蜂房、乌梢蛇、金钱白花蛇、蕲蛇、红花、土鳖虫、乳香、没药、全蝎、蜈蚣、地龙等。

【功能与主治】 燥湿祛风，活血化瘀，通络止痛。用于痹证寒热错杂证，症见肌肉关节疼痛，肿胀，关节活动受限，晨僵，局部发热；风湿性关节炎、类风湿关节炎见上述证候者。

【用法与用量】口服。一次 5 粒，一日 3 次，餐后 30 分钟服。风湿性关节炎 4 周为一疗程，类风湿关节炎 8 周为一疗程。

【注意事项】

1．孕妇忌用。

2．过敏体质者慎用。

【规格】每粒装 0.3g，每盒装 30 粒。

【贮藏】密封。

风湿液

【处方】独活、桑寄生、羌活、防风、秦艽、木瓜、鹿角胶、鳖甲胶、牛膝、当归、白芍、川芎、红花、白术、甘草、红曲。

【功能与主治】补养肝肾，养血通络，祛风除湿。用于肝肾血亏、风寒湿痹引起的骨节疼痛，四肢麻木，以及风湿性、类风湿性疾病见上述证候者。

【用法与用量】口服。一次 10 ～ 15ml（每瓶盖相当于 10ml），一日 2 ～ 3 次。

【注意事项】孕妇忌用。

【规格】每瓶装 10ml、100ml、250ml。

【贮藏】密封。

附桂骨痛胶囊（颗粒、片）

【处方】附子（制）、制川乌、肉桂、党参、当归、白芍（炒）、淫羊藿、乳香（制）。

【功能与主治】温阳散寒，益气活血，消肿止痛。用于阳虚寒湿型颈椎及膝关节增生性关节炎。症见局部骨节疼痛、屈伸不利、麻木或肿胀，遇热则减，畏寒肢体冷等。

【用法与用量】

胶囊：口服。一次 4～6 粒，一日 3 次，饭后服，疗程 3 个月；如需继续治疗，必须停药一个月后遵医嘱服用。

颗粒剂：口服。一次 5g，一日 3 次，饭后服，疗程 3 个月；如需继续治疗，必须停药一个月后遵医嘱服用。

片剂：口服。一次 6 片，一日 3 次，饭后服，疗程 3 个月；如需继续治疗，必须停药一个月后遵医嘱服用。

【禁忌】 孕妇及有出血倾向者、阴虚内热者禁用。

【注意事项】

1．服药后少数可见胃脘不舒，停药后可自行消除。

2．服药期间注意血压变化。

3．高血压、严重消化道疾病患者慎用。

【规格】

胶囊：每粒装 0.33g。

颗粒剂：每袋装 5g。

片剂：每片重 0.33g。

【贮藏】 密封，防潮。

【药理研究】 附桂骨痛胶囊具有抗炎、镇痛、活血化瘀作用。

·**抗炎、镇痛作用** 本品能显著降低蛋清所致大鼠足跖肿胀百分率，明显提高热板致小鼠疼痛的阈值，减少扭体次数，证明本品有明显的抗炎、镇痛作用[1]。

·**活血化瘀作用** 本品可改善血瘀大鼠的血液流变学，具有明显的活血化瘀作用[2]。

【参考文献】

[1] 岳兴如，阮耀，刘萍，等．附桂骨痛胶囊的抗炎镇痛作用研究 [J]．时珍国医国药，2007，18（5）：15．

[2] 马晓莹，杨甫昭，惠爱武，等．附桂骨痛颗粒对急性血瘀模型大鼠血液流变学的实验研究 [J]．陕西中医，2012，33（6）：752-754．

复方南星止痛膏

【处方】 生天南星、生川乌、丁香、肉桂、白芷、细辛、川芎、徐长卿、乳香（制）、没药（制）、樟脑、冰片。

【功能与主治】 散寒除湿，活血止痛。用于骨性关节炎属寒湿瘀阻证，症见关节疼痛，肿胀，功能障碍，遇寒加重，舌质暗淡或有瘀斑。

【用法与用量】 外贴。选最痛部位，最多贴 3 个部位，贴 24 小时，隔日 1 次，共贴 3 次。

【禁忌】 皮肤破损处、皮肤病患者、孕妇禁用。

【不良反应】 个别患者贴药处局部皮肤发红发痒，有小水泡。

【注意事项】

1．本品为外用药，禁止内服。

2．忌食生冷、油腻食物。

3．皮肤破溃或感染处禁用，有出血倾向者慎用。

4．经期及哺乳期妇女慎用，儿童、年老体弱者应在医师指导下使用。

5．本品含有毒性成份，不宜长期或大面积使用，用药后皮肤过敏（皮肤瘙痒明显）者应及时自行揭除并停止使用，症状严重者应去医院就诊。

6. 用药 3 天症状无缓解，应去医院就诊。

7. 对本品过敏者禁用，过敏体质者慎用。

【规格】 贴膏剂，10cm×13cm。

【贮藏】 密封，置阴凉干燥处。

【药理研究】 本品有抗炎、镇痛作用。

· **抗炎作用** 复方南星止痛膏可以抑制大鼠慢性肉芽肿的形成，降低急性炎症大鼠足肿胀，降低炎症组织中 IL-1、TNF-α、PGE2 水平，表明复方南星止痛膏具有抗炎作用，其作用机理与减少炎症组织中 IL-1、TNF-α、PGE2 的含量有关[1]。

· **镇痛作用** 复方南星止痛膏可以提高两种致炎剂引起的大鼠足跖肿胀压痛的痛阈值，降低脊髓中 c-fos 的表达，表明复方南星止痛膏具有一定的镇痛作用，其作用机理与减少脊髓中 c-fos 的表达有关[2]。

【临床报道】

1. 将 108 例膝骨关节炎患者随机分为 2 组，治疗组 56 例应用复方南星止痛膏外敷治疗，对照组 52 例应用扶他林乳胶剂治疗，疗程 12 天，治疗组总有效率为 91.07%，对照组为 73.08%（$P < 0.05$）[3]。

2. 采用随机、平行对照、多中心临床试验方法对 327 例骨关节炎患者进行治疗研究，结果表明复方南星止痛膏治疗寒湿瘀阻型骨关节炎有效、安全[4]。

【参考文献】

[1] 卞慧敏，俞晶华，姜淼，等. 复方南星止痛膏抗炎作用研究 [J]. 中药药理与临床，2007，23（5）：164-165.

[2] 陈荣明，姜淼，殷书梅，等. 复方南星止痛膏对甲醛等致

炎性疼痛模型大鼠止痛作用及 c-fos 表达的影响 [J]. 世界中西医结合杂志，2008，3（8）：454-456.

[3] 宋朋飞，阚卫兵，姜玉祥，等. 复方南星止痛膏治疗膝骨关节炎临床观察 [J]. 上海中医药杂志，2012，46（4）：56-57.

[4] 陈永强，吴军豪，姚宏明，等. 复方南星止痛膏治疗寒湿瘀阻型骨关节炎249例临床报道 [J]. 上海中医药杂志，2010，44（12）：59-61.

代温灸膏

【处方】 辣椒、肉桂、生姜、肉桂油。

【功能与主治】 温通经脉，散寒镇痛。用于风寒阻络所致腰背、四肢关节冷痛及风寒内停引起的脘腹冷痛，虚寒泄泻；慢性虚寒性胃肠炎，慢性风湿性关节炎见上述证候者。

【用法与用量】 外用，根据病证，按穴位贴一张。

【禁忌】 孕妇禁用。

【注意事项】

1. 皮肤破伤处不宜使用。

2. 皮肤过敏者停用。

3. 禁止内服。

4. 小儿、年老患者应在医师指导下使用。

5. 药品性状发生改变时禁止使用。

6. 儿童必须在成人的监护下使用。

7. 请将此药放在儿童不能接触的地方。

8. 如正在服用其他药物，使用本品前请咨询医师或药师。

【规格】 5cm×7cm。

【贮藏】密封，置阴凉处。

伤湿止痛膏

【处方】伤湿止痛流浸膏（生草乌、生川乌、乳香、没药、生马钱子、丁香、肉桂、荆芥、防风、老鹳草、香加皮、积雪草、骨碎补、白芷、山奈、干姜）、水杨酸甲酯、薄荷脑、冰片、樟脑、芸香浸膏、颠茄流浸膏。

【功能与主治】祛风湿，活血止痛。用于风湿痛，关节、肌肉痛，扭伤。

【用法与用量】外用，贴于患处。

【注意事项】

1．孕妇慎用。

2．对橡胶膏过敏，皮肤溃烂有渗液者及外伤合并感染化脓者不宜贴用。

3．出现较严重过敏反应时应找医师处理。

4．药品性状发生改变时（胶布变枯，发硬失粘性）禁止使用。

5．儿童必须在成人的监护下使用。

6．请将此药放在儿童不能接触的地方。

7．如正在服用其他药品，使用本品前请咨询医师或药师。

【规格】7cm×10cm。

【贮藏】密封。

狗皮膏

【处方】生川乌、生草乌、羌活、独活、青风藤、香加皮、防风、铁丝威灵仙、苍术、蛇床子、麻黄、高良姜、小茴香、官桂、当归、赤芍、木瓜、苏木、大黄、油松节、续断、川芎、白芷、乳香、没药、冰片、樟脑、丁香、肉桂。

【功能与主治】祛风散寒，活血止痛。用于风寒湿邪、气血瘀滞所致的痹病，症见四肢麻木、腰腿疼痛、筋脉拘挛，或跌打损伤、闪腰岔气、局部肿痛；或寒湿瘀滞所致的脘腹冷痛、行经腹痛、寒湿带下、积聚痞块。

【用法与用量】外用。用生姜擦净患处皮肤，将膏药加温软化，贴于患处或穴位。

【注意事项】孕妇忌贴腰部和腹部。

【规格】每张净重12g、15g、24g、30g。

【贮藏】密闭，置阴凉干燥处。

【药理研究】本品有抗炎、镇痛作用。

·**抗炎、镇痛作用**　狗皮膏对小鼠耳肿胀及肉芽肿具有一定的抑制作用，且能明显提高小鼠痛阈值，延长潜伏期并减少扭体次数，狗皮膏具有较好的抗炎、镇痛作用[1]。

·**毒理**　狗皮膏对家兔皮肤未引起急性毒性反应和刺激性反应，对豚鼠无致敏作用，实验得出狗皮膏是一种安全性较好的外用药[2]。狗皮膏不可长期使用，否则会导致体内铅含量增高[3]。

【参考文献】

[1] 赵贵琴，李帆帆，李纯刚，等. 狗皮膏抗炎镇痛作用试验研究 [J]. 中药与临床，2011，2（4）：27-29.

[2] 曾勇，赵贵琴，陈怀斌，等. 狗皮膏皮肤用药安全性实验研究 [J]. 时珍国医国药，2012，23（2）：375-376.

[3] 李帆帆，孟宪丽，赵贵琴，等. 狗皮膏大鼠长期毒性试验的体内血液铅变化研究 [J]. 中国中药杂志，2012，37（6）：728-730.

骨通贴膏

【处方】丁公藤、麻黄、当归、干姜、白芷、海风藤、乳香、三七、姜黄、辣椒、樟脑、肉桂油、金不换、薄荷脑。

【功能与主治】祛风散寒，活血通络，消肿止痛。用于骨痹属寒湿阻络兼血瘀证之局部关节疼痛、肿胀、麻木重着、屈伸不利或活动受限；退行性骨性关节炎见上述证候者。

【用法与用量】外用，贴于患处。贴用前，将患处皮肤洗净；贴用时，将膏布的弹力方向与关节活动方向一致；7天为一疗程，或遵医嘱。

【禁忌】

1．妇女月经期经行量多者停用，孕妇禁服。

2．温热偏盛者慎服本品。

【注意事项】

1．皮肤过敏者慎用。

2．过敏体质、患处皮肤溃破者及孕妇慎用。

3．每次贴用的时间不宜超过12小时。

4．使用过程中如出现皮肤发红、瘙痒等症状，可适当减少贴用时间。

5．药品性状发生改变时禁止使用。

6．儿童必须在成人的监护下使用。

7．请将此药放在儿童不能接触的地方。

8．使用过程中若出现皮肤发红、瘙痒等症状，可适当减少贴用时间。

9．如正在服用其它药品，使用本品之前请咨询医师或药师。

【规格】 7cm×10cm。

【贮藏】 密闭，置室内干燥处。

寒痛乐熨剂

【处方】 生川乌、生草乌、麻黄、当归、吴茱萸、苍术、八角茴香、山奈、薄荷脑、樟脑、冰片、水杨酸甲酯。

【功能与主治】 祛风散寒，舒筋活血。用于风寒湿痹，腰腿疼。

【用法与用量】 外用。将外袋剪开，取出药袋，晃动数次，使药物充分松散，接触空气，手摸有热感时，置于固定袋内，覆盖于痛患处，每袋可发热不少于 15 小时，产热过程中，如有结块，用手轻轻揉散，一日 1 次。

【禁忌】 外用药，不可内服；孕妇和皮肤溃烂、破损者忌用。

【注意事项】 使用时注意调节温度，防止烫伤。

【规格】 每袋装 55g。

【贮藏】 密封，防潮。

【临床报道】 采用寒痛乐熨剂治疗 56 例腰腿痛患者，总有效率 83.93%，表明寒痛乐熨剂治疗腰腿痛疗效肯定[1]。

【参考文献】

[1] 郭文萍. 寒痛乐熨剂治疗腰腿痛 56 例分析 [J]. 中国误诊学杂志，2009，9（31）：7706.

（二）血瘀气滞证常用中成药品种

颈痛颗粒（片）

【处方】 三七、川芎、延胡索、白芍、威灵仙、葛根、羌活。

【功能与主治】活血化瘀，行气止痛。用于神经根型颈椎病属血瘀气滞，脉络闭阻证。症见颈、肩及上肢疼痛，发僵或窜麻、窜痛。

【用法与用量】

颗粒剂：开水冲服。一次 1 袋，一日 3 次，饭后服用。2 周为 1 疗程。

片剂：口服。一次 4 片，一日 3 次，饭后服用。2 周为 1 疗程。

【禁忌】孕妇禁用。

【注意事项】

1. 忌烟、酒及辛辣、生冷、油腻食物，忌与茶同饮。

2. 高血压、心脏病等慢性病严重者及年老体弱者应在医师指导下服用。

3. 妇女月经期停止用药，消化道溃疡及肝肾功能减退者慎用。长期服用应向医师咨询，定期监测肝肾功能。

4. 服药 7 天症状无缓解，应去医院就诊。

5. 对本品过敏者禁用，过敏体质者慎用。

6. 药品性状发生改变时禁止服用。

7. 请将此药放在儿童不能接触的地方。

8. 如正在服用其他药品，使用本品前请咨询医师或药师。

【规格】

颗粒剂：每袋装 4g。

片剂：每片重 0.67g。

【不良反应】过敏体质患者在用药期间可能有皮疹、瘙痒出现，停药后会逐渐消失，一般不需要特殊处理。

【贮藏】密封。

【临床报道】

1. 经双盲、随机对照研究 60 例患者证实，颈痛颗粒治疗神经根型颈椎病的疗效为 95％，可以明显改善颈项痛、肢体痛、畏寒肢冷、乏力、气短、神疲等症状[1]。

2. 一例颈椎病患者 2003 年 4 月谷丙转氨酶为 24u/L，之后连续服用颈痛颗粒 64 天，3 次／日，1 袋／次，用以治疗颈椎病。2003 年 8 月 6 日谷丙转氨酶为 916u/L，8 月 8 日复查为 1022u/L，期间未服用其他药物，无任何肝部不适或肝炎等症状。停药半月后复查谷丙转氨酶为 500u/L，1 月后再复查为 50u/L，2 月复查 28u/L。研究者分析原因：①属副作用，需慎重；②个体因素所致；③药物成份蓄积致肝脏代谢量的负荷过重。认为虽不是肝脏器质性病变，但在用药时需慎重[2]。

【参考文献】

[1] 刘继华，吕正茂，张快强. 颈痛颗粒治疗神经根型颈椎病临床报道 [J]. 陕西中医学院学报，2005，28（6）：33-34.

[2] 杨赐，杨淑英. 口服"颈痛颗粒"引起谷丙转氨酶升高 1 例 [J]. 中国疗养医学，2004，6，13（3）：157.

颈舒颗粒

【处方】三七、当归、川芎、红花、肉桂、天麻、人工牛黄。

【功能与主治】活血化瘀，温经通窍止痛。适用于神经根型颈椎病瘀血阻络证，症见颈肩部僵硬、疼痛，患侧上肢窜痛等。

【用法与用量】温开水冲服。一次 6g，一日 3 次。疗程 1 个月。

【禁忌】孕妇禁用。忌与茶同饮。

【注意事项】 消化道溃疡患者慎用。

【不良反应】 偶见轻度恶心。

【规格】 每袋装 6g。

【贮藏】 密封。

颈复康颗粒

【处方】 羌活、川芎、葛根、秦艽、威灵仙、苍术、丹参、白芍、地龙（酒炙）、红花、乳香（制）、黄芪、党参、地黄、石决明、煅花蕊石、关黄柏、炒王不留行、桃仁去皮、没药（制）、土鳖虫（酒炙）。

【功能与主治】 活血通络，散风止痛。用于风湿瘀阻所致的颈椎病，症见头晕、颈项僵硬、肩背酸痛、手臂麻木。

【用法与用量】 开水冲服。一次 1～2 袋，一日 2 次，饭后服用。

【禁忌】 孕妇禁用。

【注意事项】

1．忌生冷、油腻食物。

2．有高血压、心脏病、肝病、糖尿病、肾病等慢性病严重者应在医师指导下服用。

3．儿童、经期及哺乳期妇女、年老体弱者应在医师指导下服用。

4．消化道溃疡、肾性高血压患者慎服或遵医嘱。

5．如有感冒、发热、鼻咽痛等症状，应暂停服用。

6．头晕或手臂麻木严重者，应去医院就诊。

7．服药 7 天症状无缓解，应去医院就诊。

8．对本品过敏者禁用，过敏体质者慎用。

9．药品性状发生改变时禁止使用。

10．儿童必须在成人监护下使用。

11．请将本药放在儿童不能接触的地方。

12．如正在服用其他药品，使用本品前请咨询医师或药师。

【规格】每袋装 5g。

【贮藏】密封。

骨刺宁胶囊（片）

【处方】三七、土鳖虫。

【功能与主治】活血化瘀，通络止痛。用于治疗颈椎病、腰椎骨质增生症的瘀阻脉络证，具有缓解疼痛，改善活动功能的作用。

【用法与用量】

胶囊：口服。一次 4 粒，一日 3 次，饭后服。

片剂：口服。一次 3 片，一日 3 次，饭后服。

【禁忌】孕妇禁用。

【规格】

胶囊：每粒装 0.3g。

片剂：每片重 0.3g。

【贮藏】密封。

通滞苏润江胶囊

【处方】秋水仙、司卡摩尼亚脂、西红花、番泻叶、诃子（肉）、盒果藤、巴旦仁。

【功能主治】开通阻滞，消肿止痛。用于关节骨痛、风湿病、类风湿关节炎、坐骨神经痛、骨关节炎、强直性脊柱炎、慢性腰背疼、颈椎病、各种疼痛综合征、骨质疏松、骨质增生。

【用法与用量】口服。一次5～7粒，一日2次。

【注意事项】痔疮患者慎用。

【规格】每粒装0.25g。

狗皮膏

参见"风寒湿阻证常用中成药品种"。

701跌打镇痛膏

【处方】土鳖虫、草乌、马钱子、大黄、两面针、黄芩、黄柏、降香、虎杖、冰片、薄荷油、樟脑、水杨酸甲酯、薄荷脑。

【功能与主治】活血止痛，散瘀消肿，祛风胜湿。用于急、慢性扭挫伤，慢性腰腿痛、风湿性关节痛。

【用法与用量】外用。按需要面积剪下药膏，顺着隔粘纸纵纹撕开，贴于洗净揩干之患处，用手按压贴牢；如气温较低时使用，药膏黏性可能降低，应稍加温，使之易于贴牢。

【注意事项】

1．本品为外用药，禁止内服。

2．忌食生冷、油腻食物。

3．皮肤破溃或感染处禁用。

4．经期及哺乳期妇女慎用。儿童、年老体弱者应在医师指导下使用。

5．本品不宜长期或大面积使用，用药后皮肤过敏如出现瘙痒、皮疹等现象时，应停止使用，症状严重者应去医院就诊。

6．用药3天症状无缓解，应去医院就诊。

7．对本品过敏者禁用，过敏体质者慎用。

8．每片药膏粘贴时间宜在10小时内。

9．拆封后仍未使用的药膏必须密闭保存并放于干燥凉爽处。

10．药品性状发生改变时禁止使用。

11．儿童必须在成人监护下使用。

12．请将此药放在儿童不能接触的地方。

13．如正在使用其他药品，使用本品前请咨询医师或药师。

【规　格】（1）10cm×7cm，（2）10cm×400cm，（3）10cm×500cm。

【贮藏】密封。

【药理研究】701跌打镇痛膏对二甲苯诱导的小鼠耳肿胀及大鼠角叉菜胶诱导的足肿胀有明显的抑制作用，并对热板实验中的小鼠有提高痛阈的作用[1]。

【参考文献】

[1] 左亚杰，宋兴虎，皮晓华，等．跌打镇痛贴膏抗炎镇痛作用的实验研究 [J].湖南中医杂志，2007，23（6）：73-74.

活血止痛膏

【处方】干姜、山柰、白芷、甘松、大黄、生天南星、生半夏、没药、乳香、冰片、薄荷脑等28味。

【功能与主治】活血止痛，舒筋通络。用于筋骨疼痛，肌肉麻痹，痰核流注，关节酸痛。

【用法与用量】外用，贴患处。

【注意事项】

1．本品为外用药，禁止内服。

2．忌食生冷、油腻食物。

3．皮肤破溃或感染处禁用。

4．经期及哺乳期妇女慎用；儿童、年老体弱者应在医师指导下使用。

5．本品不宜长期或大面积使用，用药后皮肤过敏如出现瘙痒、皮疹等现象时，应停止使用，症状严重者应去医院就诊。

6．用药3天症状无缓解，应去医院就诊。

7．对本品及酒精过敏者禁用，过敏体质者慎用。

8．药品性状发生改变时禁止使用。

9．儿童必须在成人监护下使用。

10．请将此药放在儿童不能接触的地方。

11．如正在使用其他药品，使用本品前请咨询医师或药师。

【规格】（1）5cm×6.5cm，（2）7cm×10cm。

【贮藏】密封，置阴凉处。

骨通贴膏

参见"风寒湿阻证常用中成药品种"。

青鹏软膏

【处方】棘豆、亚大黄、铁棒锤、诃子（去核）、毛诃子、余甘子、安息香、宽筋藤、人工麝香。

【功能与主治】活血化瘀，消肿止痛。用于风湿性关节炎、类风湿关节炎、骨关节炎、痛风、急慢性扭挫伤、肩周炎引起的关节、肌肉肿胀疼痛及皮肤瘙痒、湿疹。

【用法与用量】外用，取本品适量涂于患处，一日2次。

【注意事项】

1．请勿口服，放在儿童触及不到之处。

2．破损皮肤禁用。

3．孕妇禁用。

【规格】每支装15g，20g，30g，35g，40g，50g，55g，100g。

【贮藏】密闭，置阴凉处。

【药理研究】本品有抗炎、镇痛作用。

奇正青鹏软膏可抑制福尔马林所致炎性疼痛模型大鼠的疼痛，并降低血清 NO 水平、提高血浆 β -EP 水平[1]。

【参考文献】

[1] 许文频，王欣，李敏，等．比较研究奇正青鹏软膏与辣椒碱软膏的抗炎镇痛作用及机制 [J]．中国临床药理学与治疗学，2010，15（10）：1100-1104.

消痛贴膏

【处方】独一味、姜黄等。

【功能与主治】活血化瘀，消肿止痛。用于急慢性扭挫伤、跌打瘀痛、骨质增生、风湿及类风湿疼痛、落枕、肩周炎、腰肌劳损和陈旧性伤痛。

【用法与用量】外用。将小袋内润湿剂均匀涂于药垫表面，润湿后直接敷于患处或穴位，每贴敷24小时。

【禁忌】孕妇慎用，开放性创伤忌用。

【注意事项】

1．皮肤破伤处不宜使用。

2．皮肤过敏者停用。

3．孕妇慎用，小儿、年老患者应在医师指导下使用。

4．对本品过敏者禁用，过敏体质者慎用。

5．本品性状发生改变时禁止使用。

6．儿童必须在成人的监护下使用。

7．请将本品放在儿童不能接触的地方。

8．如正在使用其他药品，使用本品前请咨询医师或药师。

【规格】 每贴装（1）1.2g，（2）1g。

【贮藏】 密封。

（三）痰湿阻络证常用中成药品种

小活络丸（片）

【处方】 胆南星、制川乌、制草乌、地龙、乳香（制）、没药（制）。

【功能与主治】 祛风散寒，化痰除湿，活血止痛。用于风寒湿邪闭阻、痰瘀阻络所致的痹证，症见肢体关节疼痛，或冷痛，或刺痛，或疼痛夜甚、关节屈伸不利、麻木拘挛。

【用法与用量】

丸剂：黄酒或温开水送服。一次 1 丸，一日 2 次。

片剂：口服。一次 4 片，一日 2 次。

【注意事项】 孕妇禁用。

【规格】

丸剂：大蜜丸，每丸重 3g。

片剂：每片重0.4g。

【贮藏】密封。

【药理研究】本品具有镇痛、抗炎、免疫抑制、改善血液循环的作用。

· **镇痛作用** 小活络丸能明显减少醋酸引起的小鼠扭体次数[1]，并对热板实验中的小鼠有提高痛阈的作用[2]。

· **抗炎作用** 小活络丸对肉芽组织增生有明显的抑制作用，能降低小鼠琼脂肉芽组织的重量，减轻大鼠棉球肉芽组织的增生[1]。

· **免疫抑制作用** 小活络丸能够抑制免疫应答的多个环节，具有免疫抑制作用[3]。

· **改善血液循环作用** 小活络丸具明显改变血液流变学的作用，可降低不同切变率下的全血黏度，尤其对低切变率下的全血黏度有明显的降低作用，能降低红细胞压积和红细胞聚集指数，从而达到改变血液流变学、改善血液循环、疏通筋脉作用[1]。

· **毒理** 小活络丸的急性毒性具有明显的昼夜节律，白昼用药毒性大于夜间[2]。

【参考文献】

[1] 刘京渤，张永敬，陈几香. 小活络丸主要药效学研究 [J]. 中国药业，2007，16（18）：26-27.

[2] 欧守珍，何平，陈月金，等. 小活络丸镇痛作用及急性毒性的时间药理学研究 [J]. 中国热带医学，2006，6（12）：2241-2247.

[3] 潘竞锵，肖柳英，张丹，等. 小活络丸抑制免疫、抗氧化、抗炎及镇痛作用 [J]. 广东药学，2003，13（3）：28-32.

强力天麻杜仲胶囊

【处方】天麻、杜仲（盐制）、制草乌、附子（制）、羌活、独活、藁本、当归、地黄、玄参、川牛膝、槲寄生。

【功能与主治】散风活血，舒筋止痛。用于中风引起的筋脉痛，肢体麻木，行走不便，腰腿酸痛，头痛头昏等。

【用法与用量】口服。一次 0.8 ~ 1.2g，一日 2 次。

【注意事项】

1．孕妇及过敏体质者慎用。

2．药品性状发生改变时禁止使用。

3．请将此药放在儿童不能接触的地方。

【规格】每粒装 0.2g。

【贮藏】密封。

强力定眩胶囊（片）

【处方】天麻、杜仲、野菊花、川芎、杜仲叶。

【功能与主治】降压，降脂，定眩。用于动脉硬化，高脂血症以及上述诸病引起的头痛，头晕，目眩，耳鸣，失眠等症。

【用法与用量】

胶囊：口服。一次 4 ~ 6 粒，一日 3 次。

片剂：口服。一次 4 ~ 6 片，一日 3 次。

【注意事项】高血压危象患者应慎服或遵医嘱。

【规格】

胶囊：每粒装 0.4g。

片剂：每片重 0.35g。

【贮藏】密封。

复方南星止痛膏

参见"风寒湿阻证常用中成药品种"。

狗皮膏

参见"风寒湿阻证常用中成药品种"。

骨通贴膏

参见"风寒湿阻证常用中成药品种"。

（四）肝肾不足证常用中成药品种

仙灵骨葆胶囊（片）

【处方】淫羊藿、续断、丹参、知母、补骨脂、地黄。

【功能与主治】滋补肝肾，接骨续筋，强身健骨。用于骨质疏松和骨质疏松症，骨关节炎，骨无菌性坏死等。

【用法与用量】

胶囊：口服。一次3粒，一日2次；4～6周为一疗程，或遵医嘱。

片剂：口服。一次3片，一日2次；4～6周为一疗程，或遵医嘱。

【禁忌】孕妇禁用。

【注意事项】

1．忌食生冷、油腻食物。

2．感冒时不宜服用。

3．高血压、心脏病、糖尿病、肝病、肾病等慢性病严重者应在医师指导下服用。

4．服药2周症状无缓解，应去医院就诊。

5．对本品过敏者禁用，过敏体质者慎用。

6．本品性状发生改变时禁止使用。

【规格】

胶囊：每粒装 0.5g。

片剂：每片重 0.3g。

【贮藏】密封。

抗骨增生胶囊（丸、糖浆、口服液、颗粒）

【处方】熟地黄、肉苁蓉（酒蒸）、狗脊（盐制）、女贞子（盐制）、淫羊藿、鸡血藤、莱菔子（炒）、骨碎补、牛膝。

【功能与主治】补腰肾，强筋骨，活血止痛。用于骨性关节炎肝肾不足、瘀血阻络证，症见关节肿胀、麻木、疼痛、活动受限。

【用法与用量】

胶囊：口服。一次 5 粒，一日 3 次。

丸剂：口服。水蜜丸一次 2.2g，小蜜丸一次 3g，大蜜丸一次 1 丸，一日 3 次。

糖浆：口服。一次 10 ～ 15ml，一日 3 次。

口服液：口服。一次 10ml，一日 3 次。

颗粒剂：口服。一次 2.5g，一日 3 次。

【禁忌】孕妇忌用。

【注意事项】

1．本品温补肾阳，服药过程中个别患者出现口苦、咽干、喉咙痛或目眵增多、大便干结的，可改用盐水送服，不需停服。

2．感冒发热或其它原因引起发热的应暂停服用，待退热后再服用。

3．忌吃寒散及解药性的食物，如空心菜、萝卜、绿豆、菠菜、竹笋、海带、田螺、蟹肉、鸭蛋、苹果、梨、柿子、香蕉、西瓜；湿滞性食物如糯米，酸辣刺激性食物等少吃为佳。

4．高血压患者慎用，肾炎、肝炎、心脏病患者禁用。

【规格】

胶囊：每粒装 0.35g。

丸剂：水蜜丸，每丸重 0.2g；小蜜丸，每袋装 3g；大蜜丸，每丸重 3g。

糖浆：每瓶装（1）10ml，（2）150ml。

口服液：每支装 10ml。

颗粒剂：每袋装 2.5g。

【贮藏】

胶囊、丸剂、颗粒剂：密封。

糖浆、口服液：密封，置阴凉处。

抗骨增生片

【处方】 熟地黄、鹿衔草、骨碎补（烫）、鸡血藤、淫羊藿、肉苁蓉、莱菔子（炒）。

【功能与主治】 补肾，活血，止痛。用于肥大性脊椎炎，颈椎病，跟骨刺，增生性关节炎，大骨节病。

【用法与用量】 口服。一次 4 片，一日 2 次。

【禁忌】 孕妇忌用。

【注意事项】

1．本品温补肾阳，服药过程中个别患者出现口苦、咽干、喉咙痛或目眵增多、大便干结的，可改用盐水送服，不需停服。

2．感冒发热或其它原因引起发热的需暂停服用，待退热后再服用。

3. 忌吃寒散及解药性食物，如空心菜、萝卜、绿豆、菠菜、竹笋、海带、田螺、蟹肉、鸭蛋、苹果、梨、柿子、香蕉、西瓜；湿滞性食物如糯米，酸辣刺激性食物等少吃为佳。

4. 高血压患者慎用，肾炎、肝炎、心脏病患者严禁用。

【规格】每片重 0.26g。

【贮藏】密封。

藤黄健骨胶囊（丸、片）

【处方】熟地黄、鹿衔草、骨碎补（烫）、淫羊藿、鸡血藤、肉苁蓉、莱菔子（炒）。

【功能与主治】补肾，活血，止痛。用于肥大性脊椎炎，颈椎病，跟骨刺，增生性关节炎，大骨节病。

【用法与用量】

胶囊：口服。一次 4 ~ 6 粒，一日 2 次。

丸剂：口服。浓缩水蜜丸一次 10 ~ 15 丸，浓缩大蜜丸一次 1 ~ 2 丸，一日 2 次。

片剂：口服。一次 3 ~ 6 片，一日 2 次。

【规格】

胶囊：每粒装 0.25g。

丸剂：浓缩水蜜丸，每 10 丸重 1.25g；浓缩大蜜丸，每丸重 3g。

片剂：每片重 0.5g（薄膜衣）。

【贮藏】密封。

【临床报道】研究中纳入 240 例膝关节骨性关节炎肾虚血瘀证

患者，其中治疗组（藤黄健骨片）120 例，对照组（西乐葆胶囊）120 例，治疗组在缓解疼痛方面优于对照组，治疗期间治疗组患者均未出现明显不良反应。结论：藤黄健骨片治疗骨性关节炎肾虚血瘀证安全有效[1]。

【参考文献】

[1] 卢敏，张波，邹震，等.藤黄健骨片治疗膝关节骨性关节炎肾虚血瘀证的多中心临床观察 [J].中国中医骨伤科杂志，2012，20（7）：14-16.

骨康胶囊

【处方】补骨脂、续断、三七、芭蕉根、酢浆草。

【功能与主治】滋补肝肾，强筋壮骨，通络止痛。用于骨折、骨性关节炎、骨质疏松症属肝肾不足、经络瘀阻者。

【用法与用量】口服。一次 3 ~ 4 粒，一日 3 次。

【禁忌】尚未明确。

【注意事项】尚未明确。

【规格】每粒装 0.4g。

【贮藏】密封。

附桂骨痛胶囊（颗粒、片）

参见"风寒湿阻证常用中成药品种"。

健步强身丸

【处方】知母、黄柏、龟甲（醋淬）、熟地黄、当归、白芍、炙黄芪、人参、续断、独活、牛膝、木瓜、白术（麸炒）、茯苓、枸杞子、菟丝子、锁阳、补骨脂（盐炙）、杜仲炭、附子（制）、羌活、秦艽、防风、豹骨（油制）。

【功能与主治】补肾健骨，宣痹止痛。用于肝肾阴虚、风湿阻络引起的筋骨痿软，腰膝酸痛，足膝无力，行步艰难。

【用法与用量】淡盐汤或温开水送服。水蜜丸一次 6g，大蜜丸一次 1 丸，一日 2 次。

【禁忌】孕妇忌服。

【规格】水蜜丸，每 100 粒重 10g；大蜜丸，每丸重 9g。

【贮藏】密封。

（五）气血亏虚证常用中成药品种

痹祺胶囊

【处方】马钱子、地龙、党参、茯苓、白术、甘草、川芎、丹参、三七、牛膝。

【功能与主治】益气养血，祛风除湿，活血止痛。用于气血不足，风湿瘀阻，肌肉关节酸痛，关节肿大、僵硬变形或肌肉萎缩，气短乏力；风湿性、类风湿关节炎，腰肌劳损，软组织损伤属上述证候者。

【用法与用量】口服。一次 4 粒，一日 2～3 次。

【禁忌】高血压患者、孕妇忌服。

【注意事项】

1．本品含剧毒药，不可多服和久服，或遵医嘱。

2．若出现恶心、头晕、口干症状应停止用药，症状轻者可灌以冷茶水或用甘草、绿豆各 60g 煮汤灌服。

【规格】每粒装 0.3g。

【贮藏】密封。

【药理研究】痹祺胶囊能明显提高热板所致小鼠疼痛的痛阈值，减少醋酸所致小鼠扭体反应的次数，作用强度与尼美舒利胶囊接近；抑制大鼠佐剂性关节炎的关节肿胀度，作用强度与尼美舒利胶囊相当。说明痹祺胶囊能显著抑制免疫性炎症，并具有良好的镇痛作用[1]。

【参考文献】

[1] 刘维，周艳丽，张磊，等.痹祺胶囊抗炎镇痛作用的实验研究 [J]. 中国中医药科技，2006，13（5）：315-316.

附桂骨痛胶囊（颗粒、片）

参见"风寒湿阻证常用中成药品种"。

养血荣筋丸

【处方】当归、何首乌（黑豆酒炙）、赤芍、鸡血藤、桑寄生、铁丝威灵仙（酒炙）、伸筋草、党参、白术（麸炒）等 16 味。

【功能与主治】养血荣筋，祛风通络。用于跌打损伤日久引起的筋骨疼痛，肢体麻木，肌肉萎缩，关节不利，肿胀等陈旧性疾患。

【用法与用量】口服。一次 1 ~ 2 丸，一日 2 次。

【禁忌】孕妇忌用。

【注意事项】

1．6 岁以下儿童慎用。

2．按照用法与用量服用，年老体虚患者应在医师指导下服用。

3．药品性状发生改变时禁止服用。

4．儿童必须在成人的监护下使用。

5．请将此药品放在儿童不能接触的地方。

6．如正在服用其他药品，使用本品前请咨询医师或药师。

【规格】 每丸重 9g。

【贮藏】 密闭，防潮。

附二

治疗颈椎病的常用中成药简表

证型	药物名称	功能	主治病证	用法用量	备注
风寒湿阻证	根痛平颗粒（片）	活血，通络，止痛。	用于风寒阻络所致颈、腰椎病，症见肩颈疼痛、活动受限、上肢麻木。	颗粒剂：开水冲服。一次1袋，一日2次，饭后服用；或遵医嘱。片剂：口服。一次3片，一日3次；饭后服用。	片剂：医保
	大活络丸（胶囊）	祛风，舒筋，活络，除湿。	用于风寒湿痹引起的肢体疼痛，手足麻木，筋脉拘挛，中风瘫痪，口眼歪斜，半身不遂，言语不清。	丸剂：温黄酒或温开水送服。一次1～2丸，一日2次。胶囊：口服。一次4粒，一日3次。	丸剂：医保 胶囊：医保
	风湿骨痛胶囊（颗粒、片）	温经散寒，通络止痛。	用于寒湿闭阻经络所致的痹证，症见腰脊疼痛，四肢关节冷痛；风湿性关节炎见上述证候者。	胶囊：口服。一次2～4粒，一日2次。颗粒剂：口服。一次1～2袋，一日2次。片剂：口服。一次4～6片，一日2次。	胶囊：药典，医保 颗粒剂：医保 片剂：医保
	风湿祛痛胶囊	燥湿祛风，活血化瘀，通络止痛。	用于痹证寒热错杂，症见肌肉关节疼痛、肿胀，关节活动受限，晨僵，局部发热；风湿性关节炎、类风湿关节炎见上述证候者	口服。一次5粒，一日3次，餐后30分钟服。风湿性关节炎4周为一疗程，类风湿关节炎8周为一疗程。	医保

证型	药物名称	功　能	主治病证	用法用量	备注
风寒湿阻证	风湿液	补养肝肾，养血通络，祛风除湿。	用于肝肾血亏、风寒湿痹引起的骨节疼痛，四肢麻木，以及风湿性、类风湿性疾病见上述证候者。	口服。一次10～15ml（每瓶盖相当于10ml），一日2～3次。	医保，基药
	附桂骨痛胶囊（颗粒、片）	温阳散寒，益气活血，消肿止痛。	用于阳虚寒湿型颈椎及膝关节增生性关节炎。症见局部骨节疼痛、屈伸不利、麻木或肿胀，遇热则减，畏寒肢体冷等。	胶囊：口服。一次4～6粒，一日3次，饭后服，疗程3个月；如需继续治疗，必须停药一个月后遵医嘱服用。颗粒剂：口服。一次5g，一日3次，饭后服，疗程3个月；如需继续治疗，必须停药一个月后遵医嘱服用。片剂：口服。一次6片，一日3次，饭后服，疗程3个月；如需继续治疗，必须停药一个月后遵医嘱服用。	胶囊：医保颗粒剂：医保片剂：医保
	复方南星止痛膏	散寒除湿，活血止痛。	用于骨性关节炎属寒湿瘀阻证，症见关节疼痛、肿胀，功能障碍，遇寒加重，舌质暗淡或瘀斑。	外贴。选最痛部位，最多贴3个部位，贴24小时，隔日1次，共贴3次。	医保，基药
	代温灸膏	温通经脉，散寒镇痛。	用于风寒阻络所致腰背、四肢关节冷痛及风寒内停引起的脘腹冷痛，虚寒泄泻；慢性虚寒性胃肠炎，慢性风湿性关节炎见上述证候者。	外用，根据病证，按穴位贴一张。	药典，医保
	伤湿止痛膏	祛风湿，活血止痛。	用于风湿痛，关节、肌肉痛，扭伤。	外用，贴于患处。	药典

续表

证型	药物名称	功 能	主治病证	用法用量	备注
风寒湿阻证	狗皮膏	祛风散寒，活血止痛。	用于风寒湿邪、气血瘀滞所致的痹病，症见四肢麻木、腰腿疼痛、筋脉拘挛，或跌打损伤、闪腰岔气、局部肿痛；或寒湿瘀滞所致的脘腹冷痛、行经腹痛、寒湿带下、积聚痞块。	外用。用生姜擦净患处皮肤，将膏药加温软化，贴于患处或穴位。	药典，基药，医保
	骨通贴膏	祛风散寒，活血通络，消肿止痛。	用于骨痹属寒湿阻络兼血瘀证之局部关节疼痛、肿胀、麻木重着、屈伸不利或活动受限；退行性骨性关节炎见上述证候者。	外用，贴于患处。贴用前，将患处皮肤洗净；贴用时，将膏布的弹力方向与关节活动方向一致；7天为一疗程，或遵医嘱。	医保
	寒痛乐熨剂	祛风散寒，舒筋活血。	用于风寒湿痹，腰腿疼。	外用。将外袋剪开，取出药袋，晃动数次，使药物充分松散，接触空气，手摸有热感时，置于固定袋内，覆盖于痛患处，每袋可发热不少于15小时，产热过程中，如有结块，用手轻轻揉散，一日1次。	医保
血瘀气滞证	颈痛颗粒（片）	活血化瘀，行气止痛。	用于神经根型颈椎病属血瘀气滞，脉络闭阻证。症见颈、肩及上肢疼痛，发僵或窜麻、窜痛。	颗粒剂：开水冲服。一次1袋，一日3次，饭后服用。2周为1疗程。片剂：口服。饭后服用，一次4片，一日3次。2周为1疗程。	颗粒剂：医保片剂：医保
	颈舒颗粒	活血化瘀，温经通窍止痛。	适用于神经根型颈椎病瘀血阻络证，症见颈肩部僵硬、疼痛，患侧上肢窜痛等。	温开水冲服。一次6g，一日3次。疗程1个月。	医保，基药

证型	药物名称	功 能	主治病证	用法用量	备注
血瘀气滞证	颈复康颗粒	活血通络，散风止痛。	用于风湿瘀阻所致的颈椎病，症见头晕、颈项僵硬、肩背酸痛、手臂麻木。	开水冲服。一次1～2袋，一日2次，饭后服用。	基药，医保
	骨刺宁胶囊（片）	活血化瘀，通络止痛。	用于治疗颈椎病、腰椎骨质增生症的瘀阻脉络证，具有缓解疼痛，改善活动功能的作用。	胶囊：口服。一次4粒，一日3次，饭后服。片剂：口服。一次3片，一日3次，饭后服。	胶囊：药典，医保片剂：医保
	通滞苏润江胶囊	开通阻滞，消肿止痛。	用于关节骨痛、风湿病、类风湿关节炎、坐骨神经痛、骨关节炎、强直性脊柱炎、慢性腰背疼、颈椎病、各种疼痛综合征、骨质疏松、骨质增生。	口服。一次5～7粒，一日2次。	医保
	狗皮膏	见169页	同前	同前	同前
	701跌打镇痛膏	活血止痛，散瘀消肿，祛风胜湿。	用于急、慢性扭挫伤，慢性腰腿痛，风湿性关节痛。	外用。按需要面积剪下药膏，顺着隔粘纸纵纹撕开，贴于洗净揩干之患处，用手按压贴牢；如气温较低时使用，药膏黏性可能降低，应稍加温，使之易于贴牢。	药典，医保
	活血止痛膏	活血止痛，舒筋通络。	用于筋骨疼痛，肌肉麻痹，痰核流注，关节酸痛。	外用，贴患处。	医保，药典
	骨通贴膏	见169页	同前	同前	同前

续表

证型	药物名称	功能	主治病证	用法用量	备注
血瘀气滞证	青鹏软膏	活血化瘀，消肿止痛。	用于风湿性关节炎、类风湿关节炎、骨关节炎、痛风、急慢性扭挫伤、肩周炎引起的关节、肌肉肿胀疼痛及皮肤瘙痒、湿疹。	外用，取本品适量涂于患处，一日2次。	医保
	消痛贴膏	活血化瘀，消肿止痛。	用于急慢性扭挫伤、跌打瘀痛、骨质增生、风湿及类风湿疼痛、落枕、肩周炎、腰肌劳损和陈旧性伤痛。	外用。将小袋内润湿剂均匀涂于药垫表面，润湿后直接敷于患处或穴位，每贴敷24小时。	医保
痰湿阻络证	小活络丸（片）	祛风散寒，化痰除湿，活血止痛。	用于风寒湿邪闭阻、痰瘀阻络所致的痹证，症见肢体关节疼痛，或冷痛，或刺痛，或疼痛夜甚、关节屈伸不利、麻木拘挛。	丸剂：黄酒或温开水送服。一次1丸，一日2次。片剂：口服。一次4片，一日2次。	丸剂：基药，药典，医保 片剂：基药，医保
	强力天麻杜仲胶囊	散风活血，舒筋止痛。	用于中风引起的筋脉痛，肢体麻木、行走不便，腰腿酸痛，头痛头昏等。	口服。一次0.8～1.2g，一日2次。	医保
	强力定眩胶囊（片）	降压，降脂，定眩。	用于动脉硬化，高脂血症以及上述诸病引起的头痛，头晕，目眩，耳鸣，失眠等症。	胶囊：口服。一次4～6粒，一日3次。片剂：口服。一次4～6片，一日3次。	胶囊：医保 片剂：医保
	复方南星止痛膏	见168页	同前	同前	同前
	狗皮膏	见169页	同前	同前	同前
	骨通贴膏	见169页	同前	同前	同前

证型	药物名称	功 能	主治病证	用法用量	备注
肝肾不足证	仙灵骨葆胶囊（片）	滋补肝肾，接骨续筋，强身健骨。	用于骨质疏松和骨质疏松症，骨关节炎，骨无菌性坏死等。	胶囊：口服。一次3粒，一日2次，4～6周为一疗程；或遵医嘱。 片剂：口服。一次3片，一日2次，4～6周为一疗程；或遵医嘱。	胶囊：基药，医保 片剂：医保
	抗骨增生胶囊（丸、糖浆、口服液、颗粒）	补腰肾，强筋骨，活血止痛。	用于骨性关节炎肝肾不足、瘀血阻络证，症见关节肿胀、麻木、疼痛、活动受限。	胶囊：口服。一次5粒，一日3次。 丸剂：口服。水蜜丸一次2.2g，小蜜丸一次3g，大蜜丸一次1丸，一日3次。 糖浆：口服。一次10～15ml，一日3次。 口服液：口服。一次10ml，一日3次。 颗粒剂：口服。一次2.5g，一日3次。	胶囊：药典，医保 丸剂：药典 颗粒剂：医保
	抗骨增生片	补肾，活血，止痛。	用于肥大性脊椎炎，颈椎病，跟骨刺，增生性关节炎，大骨病。	口服。一次4片，一日2次。	医保
	藤黄健骨胶囊（丸、片）	补肾，活血，止痛。	用于肥大性脊椎炎，颈椎病，跟骨刺，增生性关节炎，大骨节病。	胶囊：口服。一次4～6粒，一日2次。 丸剂：口服。浓缩水蜜丸一次10～15丸，浓缩大蜜丸一次1～2丸，一日2次。 片剂：口服。一次3～6片，一日2次。	胶囊：医保 丸剂：医保 片剂：医保
	骨康胶囊	滋补肝肾，强筋壮骨，通络止痛。	用于骨折、骨性关节炎、骨质疏松症属肝肾不足、经络瘀阻者。	口服。一次3～4粒，一日3次。	医保
	附桂骨痛胶囊（颗粒、片）	见168页	同前	同前	同前

续表

证型	药物名称	功 能	主治病证	用法用量	备注
肝肾不足证	健步强身丸	补肾健骨，宣痹止痛。	用于肝肾阴虚、风湿阻络引起的筋骨痿软，腰膝酸痛，足膝无力，行步艰难。	淡盐汤或温开水送服。水蜜丸一次 6g，大蜜丸一次 1 丸，一日 2 次。	
气血亏虚证	痹祺胶囊	益气养血，祛风除湿，活血止痛。	用于气血不足，风湿瘀阻，肌肉关节酸痛，关节肿大、僵硬变形或肌肉萎缩，气短乏力；风湿性、类风湿关节炎，腰肌劳损，软组织损伤属上述证候者。	口服。一次 4 粒，一日 2～3 次。	药典，医保
	附桂骨痛胶囊（颗粒、片）	见168页	同前	同前	同前
	养血荣筋丸	养血荣筋，祛风通络。	用于跌打损伤日久引起的筋骨疼痛，肢体麻木，肌肉萎缩，关节不利，肿胀等陈旧性疾患。	口服。一次 1～2 丸，一日 2 次。	医保，药典